JN296431

健康サービス研究入門

保健・医療の調査と評価

日本大学医学部公衆衛生学講師
原野　悟　著

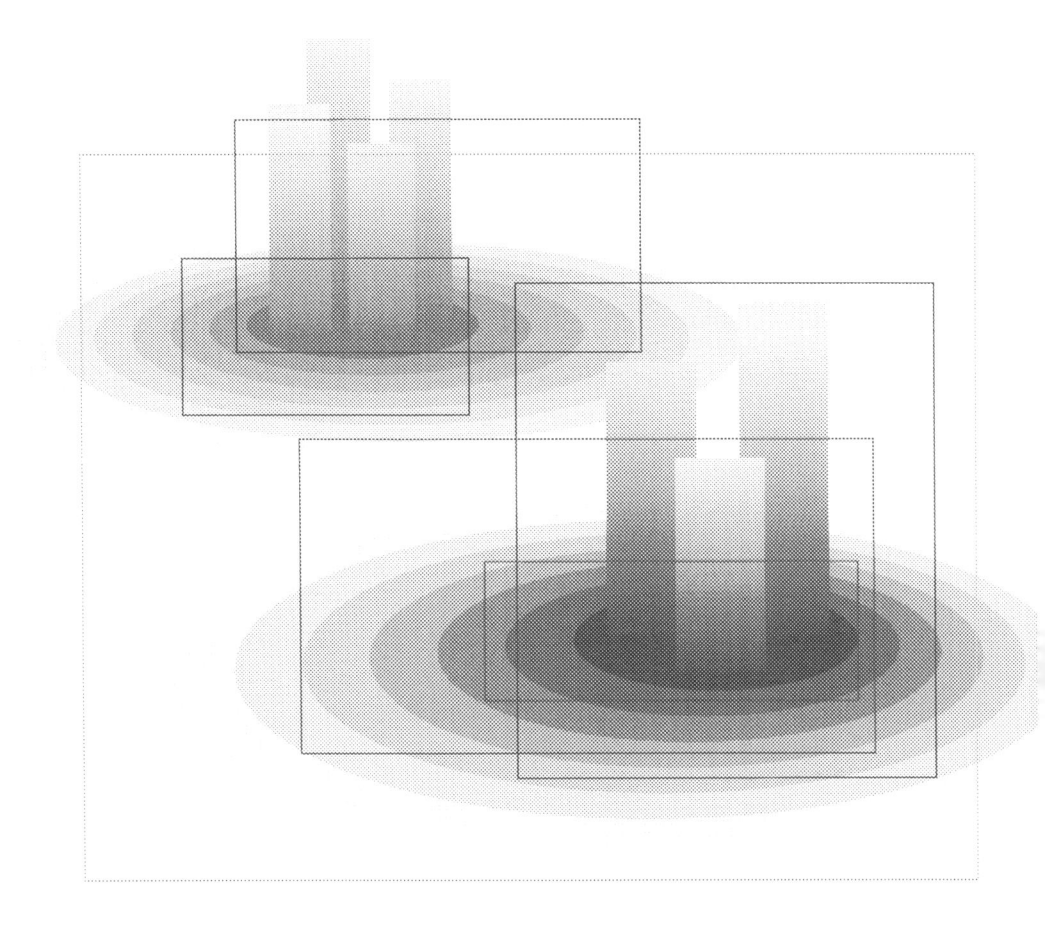

株式会社 新興医学出版社

推薦のことば

　著者の原野講師は脳神経外科より公衆衛生学までの幅広い経歴を持っているが，その分，臨床と公衆衛生のふたつの目で見ることができる．最近，アメリカでもトップレベルにある Johns Hopkins 大学の School of Public Health で学んでからは，「彼の地では医学と公衆衛生学は両輪としてうまく機能しているが，公衆衛生学が貧弱なわが国では片方の輪だけで前にうまく進めない車のようだ」と主張している．わたしも医学部より独立した公衆衛生専門職大学院と専属スタッフを数多く有している欧米とわが国の現状との差を常々憂慮しており同じ思いがある．前著「EBM がわかる疫学と臨床判断」に続き，シリーズとして本書「健康サービス研究入門」を著したのは日本の公衆衛生学を早くアメリカのレベルまで引き上げたいという強い思いからだと聞いている．

　本書は欧米で公衆衛生学の主要な分野のひとつとなってきている健康サービス研究 Health Services Research を初学者にわかりやすく説明した日本で初めての入門書であるが，公衆衛生学の専門家は勿論，医療現場で実用的な臨床応用研究や医療技術評価などを進めたいと考えている臨床家や病院管理者，保健サービス担当者にも役立つものと信じている．わが国の保健医療発展の一助となるように，ひとりでも多くの方が本書を読まれることをお薦めしたい．

2002 年 4 月 22 日

日本大学医学部公衆衛生学教授
（前・国立公衆衛生院公衆衛生行政学部長）
大井田　隆

まえがき

　われわれが日常行っている保健・医療活動は，単独の技術のみで成り立っているのではない。たとえば外科治療は手術室での手術の執刀から縫合まですべてが終わるのではなく，インフォームド・コンセントや前処置から始まって退院までの一連の過程を含んだプログラムとして存在し，サービスとして患者に提供されて意味のあるものとなる。そのため，保健・医療活動を効果的で質の高いものとするためには全体としてのプログラムやサービスを視野に入れる必要がある。さらに，いかに科学技術の進歩により新しく高度な手法が開発されても実用性が問われなければ保健や医療の現場で真に役立つものとは言えない。このような観点からアプローチし問題を解決するのが健康サービス研究 Health Services Research である。

　健康サービス研究の歴史は浅くないが，わが国ではあまり知られておらず，解説している書物もない。しかし，昨今の社会情勢では今までのように「やりっぱなし」の保健・医療活動ではたしてよいのであろうか。より効果的で質が高いサービスを求める声が高まっているにもかかわらず，保健・医療のサービス提供者としてわれわれはこのままでよいのであろうか。健康サービスの効果や質，効率を検証して保証する義務があるのではないだろうか。このような疑問に対する答えとしてわが国においても健康サービス研究を盛んにする必要を感じたのが，そもそも本書を執筆した動機である。本書はあくまでこの分野が着手される発端となる入門書であり，著者自身も十分とは考えていない。しかし，より多くの人々が本書を読むことで健康サービス研究に関心を持つきっかけとなれば目的を達したと思っている。

　最後に，前著「EBM がわかる疫学と臨床判断」以来シリーズとして出版を引き受けていただいた新興医学出版社社長の服部秀夫氏と並々ならぬ関心を持って出版の労をとっていただいた同社の林峰子女史に礼の言葉を述べたい。

　平成 14 年 4 月 22 日

日本大学医学部公衆衛生学講師
原野　悟

目　次

第1章　健康サービス研究とは何か ……………………1
1. 健康サービスと健康サービス研究 ……………………1
2. 健康サービス研究の定義 ……………………3
3. 健康サービス研究の範疇 ……………………4
4. 健康サービス研究の分類 ……………………7
   A. 対象素材のレベルからの類別 ……………………7
   B. 内容からの類別 ……………………9
   C. 利用法からの類別 ……………………9
   D. 健康サービス研究方法の種類 ……………………11
5. 健康サービス研究の主題 ……………………11

第2章　健康サービス評価 ……………………14
1. 健康サービス評価とは ……………………14
2. 健康サービス評価と健康サービス調査の相違点と類似点 ……………………16
3. 健康サービス評価の重要性 ……………………17
4. 意思決定における健康サービス評価の役割 ……………………19
5. 健康サービス評価はなぜ行われるか ……………………21
   A. 異なる3者の立場から見た場合 ……………………21
   B. 評価する内容から見た場合 ……………………23
6. 健康サービス評価の基本理論 ……………………24
7. 健康プログラムの到達目標や目的の諸次元 ……………………25
8. 到達目標未定の段階ですべきこと ……………………27
9. 到達目標指向型の健康サービス評価がうまくいかない場合 ……………………28
10. よい評価者となるには ……………………30

第3章 研究の進め方：概念，仮説，理論的枠組み …………32
1. 問題点の発見と疑問点の特定 …………………32
2. 各用語の定義と意味 ……………………………33
3. 変数 ………………………………………………34
4. 概念的枠組みの開発 ……………………………36
5. モデルの実例 ……………………………………38
   A. 環境 …………………………………………39
   B. 人口特性 ……………………………………39
   C. 健康行動 ……………………………………41
   D. 成果 …………………………………………41

第4章 研究デザイン …………………………42
1. 研究デザインの基本的考え方 …………………42
   A. 健康サービス調査・評価での変数間の関係 …………42
   B. 2つの基本的アプローチ方法 ……………42
   C. 介入指向型の健康サービス研究の主な到達目標 …………43
2. 介入指向型研究デザインのいろいろ …………43
   A. 前実験的デザイン …………………………44
   B. 実験的デザイン ……………………………44
   C. 準実験的デザイン …………………………45
3. 無作為化の利点と欠点 …………………………45
4. 介入指向型調査・評価の内的妥当性に対する脅威 …………46
5. 介入指向型研究・評価の外的妥当性に対する脅威 …………48

第5章 測定の信頼性と妥当性 ………………49
1. 測定の基本 ………………………………………49
2. 指標と尺度 ………………………………………50
3. 測定の信頼性 ……………………………………50
   A. 観察者検定 …………………………………51
   B. 計測法検定 …………………………………52

4. 測定の妥当性 …………………………………………………52
   5. 測定の信頼性と妥当性の実際 …………………………………53

第6章　計画案作成 …………………………………………………55
   1. 計画案はなぜ必要か ……………………………………………55
   2. 抄録 ………………………………………………………………55
   3. 研究の特定したねらい …………………………………………56
   4. 研究の意義や背景 ………………………………………………56
      A. 研究の意義 …………………………………………………56
      B. 研究の背景 …………………………………………………57
   5. 仮説 ………………………………………………………………57
      A. 調査研究計画の仮説 ………………………………………57
      B. プログラム評価の仮説 ……………………………………58
   6. 方法 ………………………………………………………………58
      A. 研究デザイン ………………………………………………58
      B. 研究設定 ……………………………………………………58
      C. 変数と測定 …………………………………………………59
      D. データの出所 ………………………………………………59
      E. 分析手法 ……………………………………………………60
      F. 時間設定 ……………………………………………………60
      G. 倫理的配慮 …………………………………………………60
      H. その他の配慮 ………………………………………………61
      I. 研究上の制約 ………………………………………………61
   7. 要約 ………………………………………………………………62

第7章　実態調査研究 ………………………………………………63
   1. 実態調査とは何か ………………………………………………63
   2. 標本抽出 …………………………………………………………63
      A. 全体的な標本抽出の問題点 ………………………………63
      B. 標本抽出のいくつかの定義 ………………………………64
      C. 確率標本抽出法 ……………………………………………64

D. 非確率標本抽出法 …………………………………………………64
3. 標本サイズへの配慮 …………………………………………………65
　　A. 標本サイズを決定する主な概念 …………………………………65
　　B. 結果の差 ……………………………………………………………66
　　C. 第Ⅰ種および第Ⅱ種の過誤 ………………………………………66
　　D. 研究デザインに基づいた標本サイズ概算のための判定基準 …67
　　E. 主要な研究仮説の例 ………………………………………………68
　　F. 統計学的検定法の決定 ……………………………………………68
　　G. 母集団を反映して標本データに重みを付ける …………………68
4. データ収集の方法 ……………………………………………………70
　　A. データ収集方法の種類 ……………………………………………70
　　B. 方法選択の要因 ……………………………………………………71
5. 質問票の作成 …………………………………………………………72
　　A. 質問設定のためのSudmanのガイドライン ……………………72
　　B. 設問形式の決定 ……………………………………………………72
　　C. 自由回答形式の質問項目の利点 …………………………………73
　　D. 選択肢解答形式の質問項目の利点 ………………………………73
　　E. 質問票の内容に対する注意 ………………………………………73
　　F. 質問文の作成 ………………………………………………………73

第8章　ケアの質 ……………………………………………………………77
1. ケアの質を取り巻く諸問題 …………………………………………77
2. ケアの質に関する健康サービス研究の進め方 ……………………78
　　A. ケアの質に関する健康サービス研究の目的 ……………………78
　　B. QOCの評価手順 ……………………………………………………79
　　C. 質的保証・質的改善のサイクル …………………………………79
3. 質の測定 ………………………………………………………………79
　　A. 質の測定への取り組み方 …………………………………………79
　　B. 過程測定と成果測定の比較 ………………………………………80
4. データの収集 …………………………………………………………81
　　A. 分析の単位 …………………………………………………………81

B. 質に関するデータ出所 ……………………………………………82
　5. 基準のための根拠 ……………………………………………………82

第9章　健康サービスの費用便益と費用効果基本 ……83
　1. 費用分析の必要性 ……………………………………………………83
　2. 費用分析の種類 ………………………………………………………83
　　A. 費用便益分析 ……………………………………………………84
　　B. 費用効果分析 ……………………………………………………84
　3. 費用 ……………………………………………………………………84
　　A. 費用の種類 ………………………………………………………84
　　B. 費用の測定 ………………………………………………………85
　4. 効果 ……………………………………………………………………86
　　A. 一般的な効果の測定 ……………………………………………86
　　B. 質で調整した生存年（QALY）での効果の数値化 …………86
　　C. 便益 ………………………………………………………………87
　5. 費用や便益をめぐる問題点 …………………………………………87
　　A. 割り引 ……………………………………………………………87
　　B. 不確実性 …………………………………………………………88
　6. 費用効果と公平性 ……………………………………………………88
　7. 比較対照と目的 ………………………………………………………91

第10章　健康サービス研究での情報とシステムと二次元的データの利用 …93
　1. 二次元データとは ……………………………………………………93
　2. 公的な保管記録データシステムと登録システム …………………93
　3. 管理情報システム ……………………………………………………94
　4. 支払い請求書作成／医事処理データシステム ……………………95
　5. 国民実態調査の特徴 …………………………………………………95

　　文献 …………………………………………………………………………97

第1章　健康サービス研究とは何か

1. 健康サービスと健康サービス研究

　健康サービス研究を語る前に「健康サービス」とは何か考えてみよう。「健康に関連するサービスのことじゃないか。」という声があがるかもしれない。なるほど、そうだろうが、これでは漠然としている。そこで、ここでは「保健・医療の技術を実用化し個人や集団に提供すること、あるいはその事業や体制」と定義してみることにする。

　それでは、この「健康サービス」がなぜ問題となるのであろうか。「健康サービス」を取り巻く環境からこれを考えてみることにしよう。まず、健康サービスで使う技術とは何かという問題がある。治療目的なのか、予防目的なのか、あるいは介護に関わるものなのか、などという点である。

　次に、どのように実用化されるかという問題がある。財源や実用化の方法、時期などが関わるであろう。さらに、だれが提供するかという問題がある。自治体か国の政府か、病院か診療所か、あるいは医師会などの職能団体や公益団体か、といった問題である。だれに提供するかという問題も考えられる。地域住民か企業の労働者か、患者か健常人か、あるいは医療を受ける機会の乏しい特定の人々か、などといった点である。どのように提供するかも問題となろう。現場に出向く、いわゆる outreach なものか、施設中心の来訪者を待つものなのか、といったことが考えられる。

　そして、それにより何を期待するかも大きな問題である。死亡率の改善か、患者の満足度や医療・保健の質の向上か、などという点である。このように健康サービスを実施するうえでさまざまな問題が生じてくるが、これらの問題を解決する方法が「健康サービス研究 Health Services Research」である。ここで言う研究 research は何も新しい発見や発明をするための研究だけではない。マーケットリサーチが市場の様子を調べ、製品などをよ

り多く売るための戦略をたて，販売への意志決定をするための調査であるように，健康サービス研究におけるリサーチも，先にあげた問題を解決し健康サービスを効率的かつ効果的に提供するための戦略をたて意志決定するための調査も意味している。

　具体的に新しい技術，たとえば新薬が開発された場合を考えてみよう。この新薬がある疾患の治療に有効であるという効能が動物実験などで証明されたとしてもそれだけでは「治療薬」として使うわけにはいかない。もしその治療効果が従来の薬に比べて同じかそれ以下ならば，新薬を治療に採用するには至らないだろう。さらに，適切な用量や投薬回数，間隔なども検討されなければならない。そして重要なことは，副反応などの害や剤形など服用しやすさについてはadverse effectsとして確認しなくてはならない。価格も検討課題である。値段に比べて効果が高くないとしたらあまり受け容れられないことになるだろう。また，この新薬の供給量が極端に少なかったり，特定の医師や病院でしか使用できなかったり，あるいは特殊な技術を要するのであれば，標準的な治療法としては有用ではない。その反面，対象疾患の患者がきわめて少数で，社会全般から見ると死亡率の減少などにあまり貢献しないものであれば，増産や資源投資といった面で優先順位は低くなるだろう。もちろん，このような場合もその患者にとっては大変意味のあることではあろうが，特殊事情ということで別の問題となるだろう。

　さらに，その新薬を用いた治療方法についても，どこでもだれでも同じように受けられ，いつも一定であることも保証される必要があるだろう。このように，新薬ひとつとってもさまざまな問題をクリアしなければ，サービスとして受け手に提供するには至らない。そして，このサービスは常に評価と改善を通じてさらに良いものへとしていく不断の努力が必要となる。

2. 健康サービス研究の定義

健康サービス研究そのものの歴史はけっして浅いものではない。古くは19世紀より健康サービスの供給状態などについての実態調査がなされた記録がある。しかし，飛躍的な進歩を促したのは1965年にアメリカ合衆国で設立された国立健康サービス研究センター National Center for Health Services Research である。これ以降，米国ではあらゆる団体や機関が健康サービス研究へ助成し推進してきている。英国においても健康政策の evidence として健康サービス研究が発展してきている。1979年には米国科学アカデミー医学研究所 Institute of Medicine（IOM）により，「健康サービス研究とは，対人健康サービスの構造（structure）や過程（process），効果（effects）についての知識を生み出すための調査研究である」と定義された。ここでいう構造，過程，効果とは Donabedian が提唱したヘルスケアの構造，過程，成果 outcome のことで，構造とは，たとえば，必要とされる医師の人員やサービス供給の仕組みなど，過程とは異なった種類のサービスの使用や利便性（accessibility）など，効果とは健康や機能的状態の変化，治療に対する満足，治療の費用などといったものを指している。この定義の中には，保健・医療技術やサービスの効能 efficacy は含まれていない。効能とは，ある結果を引き起こすそれ自身の能力であり，効き目である。これに対して，効果 effectiveness（あるいは effects と区別するなら有効性）とはその技術やサービスが実施された結果であり，効き方である。効能はあるかないかで判断されるが，効果は常に他との対比が伴う。この効果の他に健康サービス研究で注目されるのは効率 efficiency である。効率は財源など資源がその効果を得るのにどれだけ最小限に利用されるかということで，これも対比を伴う。1979年の定義は主として臨床家や経済学者，社会学者が中心となって検討したもので，その後 IOM で他の分野の関係者も加わってさらに検討し，1994年には以下のようにその定義を改めた。

　　健康サービス研究とは，個人や集団のための健康サービスの構造や過程，効果についての知識と理解を増すため健康ケアサービスの利用

や費用，質，利便性，供給，機構，財政，成果を調べる基礎的ならびに応用的な調査研究の学際的分野である．

この定義で述べられている研究テーマの範囲については後ほど詳細に検討するが，この定義に見られるように，サービス対象は個人のものも集団に対するものも含まれ，また，新しい知見を得るためだけではなく，現行のシステムやプログラムのあり方まで言及するものであり，一般論的な理論を探るものから意志決定のために特定のシステムやプログラムの有用性などを検討することもテーマとなり，さらにあらゆる学問分野の方法や知識を利用する，広範囲な調査研究が健康サービス研究となりうる．

3. 健康サービス研究の範疇

定義で述べられたように「健康サービス研究」はあらゆる問題を解決する方法であるが，この用語の意味する内容には大きく分けて2つのものがある．ひとつは，狭義の「健康サービス研究 Health Services Research；HSR」あるいは「健康サービス調査」で，これは全般的なシステムの問題を検討するものである．いまひとつは，「健康サービス評価 Health Services Evaluation；HSE」というもので，特定のプログラムや政策についての評価検討である．これらをまとめて広義の「健康サービス研究」という．これらはさらに政策問題との関係から以下ような4つのカテゴリーに分類される（表1）．

① 基礎または方法志向型の健康サービス研究

健康サービスシステムという側面についての理解と知識を深めるために科学的方法を適用する研究である．この研究の第一の目的は「学問的」知識のさらなる発展に貢献することである．たとえば，在宅ケアの質を測定する方法や，SF-36のような全般的健康の測定方法，患者満足度の測定方法などを開発したり，病院の診療報酬請求より病院での診療の質を推論したり，出来高払いや包括払いといった各種健康保険制度での医師

3. 健康サービス研究の範疇　5

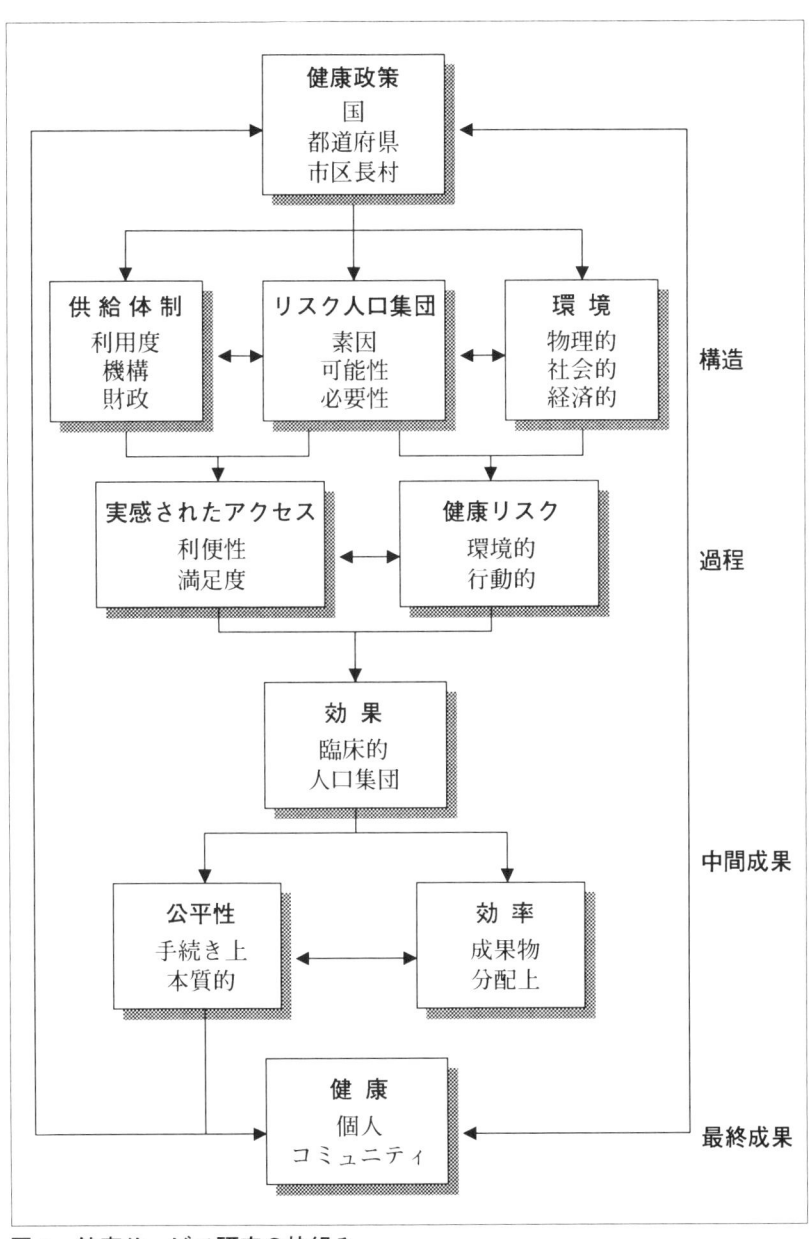

```
                    ┌─────────────┐
                    │  健康政策    │
              ┌────▶│     国      │◀────┐
              │     │  都道府県   │     │
              │     │  市区長村   │     │
              │     └──┬───┬───┬──┘     │
              │        ▼   ▼   ▼        │
              │  ┌──────┐┌──────────┐┌──────┐
              │  │供給体制││リスク人口集団││ 環 境 │   構造
              │  │ 利用度 ││  素因    ││物理的│
              │  │ 機構   ││  可能性  ││社会的│
              │  │ 財政   ││  必要性  ││経済的│
              │  └───┬──┘└────┬─────┘└──┬───┘
              │      ▼         ▼          ▼
              │  ┌──────────┐ ┌──────────┐
              │  │実感されたアクセス│◀▶│ 健康リスク │   過程
              │  │ 利便性    │ │  環境的   │
              │  │ 満足度    │ │  行動的   │
              │  └─────┬────┘ └────┬─────┘
              │        ▼           ▼
              │      ┌──────────┐
              │      │  効 果   │
              │      │  臨床的  │
              │      │  人口集団 │       中間成果
              │      └──┬────┬──┘
              │         ▼    ▼
              │  ┌──────┐  ┌──────┐
              │  │公平性 │◀▶│ 効 率 │
              │  │手続き上│  │成果物 │
              │  │本質的 │  │分配上 │
              │  └───┬──┘  └──┬───┘
              │      ▼        ▼
              │    ┌──────────┐
              └────│  健 康   │◀──────
                   │  個人     │       最終成果
                   │ コミュニティ│
                   └──────────┘
```

図1　健康サービス研究の枠組み

表1　健康サービス研究の範疇

	健康サービス調査	健康サービス評価
非政策関連	基礎または方法志向型の健康サービス研究	健康プログラム評価
政策関連	基礎的政策研究	評価的政策研究

への診療報酬支払いの構造を再検討したりといった研究が含まれる。

② 健康政策研究・評価（基礎的政策研究）

　健康サービスシステム内における特別な問題や懸案，サービス供給方式の研究で，その結果はある特定の集団の健康ケアに影響を与える意思の決定に責任のある個人によって直接利用される性質のものである。たとえば，老人保険の被保険者にとって予防一般のため来院することがよりよい成果を生じうるか，「かかりつけ病院」での高齢者に対する救急疾患のケアが合併症を減少させうるか，まるめ診療を実施した場合に患者に対してどのようにリスクを調整した方法で支払うことでより公平な支払いシステムの構造となるか，といった問題を解決するための調査研究である。

③ 健康プログラム評価

　組織だった，ひとまとまりの保健・医療に関連した活動が意図した目標にどの程度達したか評価するうえで，科学的方法やそれに類似した方法を適用させることである。たとえば，学校を基盤とした喘息プログラムが子どもや家族の喘息についての知識を増やし，救急室受診を要する急性発作を減らしたか，高齢者対象のホスピスプログラムが入所者の生活の質を改善できたか，といったプログラムそのものの評価である。

④ 評価的政策研究

　政府などにより実施された特定な政策の成果（健康度，費用，満足度，サービスの利用度）に関してその効果を研究するものである。たとえば，前立腺癌や乳癌など癌検診の有効性について，CTスキャンや新生児集中

治療サービスといった医療サービスの地域別配置の効果について，医療の利用や健康指標に対する健康保険給付金の変化の効果について，といった内容である。

このように，広義の健康サービス研究には健康政策に関連する研究がかなり主要な位置を占めることが多いが，健康政策のあり方や方向性を示す研究は健康政策分析 Health Policy Analysis と呼ばれる。健康政策分析とは，健康サービス調査・評価の結果やその他の情報をいろいろと取り混ぜた作業であり，この作業のゴールはある特定の集団に対して保健・医療を供給する際に生じる特有な問題を扱うために考え得るいくつかの戦略を開発し評価することである。健康サービス調査・評価が政策に関連するかどうかは，①意思決定者にとってその疑問に取り組むことがどのぐらい重要か，②研究対象となっている患者やサービス利用者の集団が意思決定者と直接関わりがあるか，つまり当事者であるか，③その研究結果は他の状況や設定でも一般化して用いることができるか，という基準で決定づけられる。

4. 健康サービス研究の分類

前述したように，どのような方向性や目的などを持って研究されるかというカテゴリー分類あるいは部門による類型化の他に，扱う対象や内容によっても異なる分類方法が考えられる。そこで，いくつかの側面からの類別化をここでは示す。

A. 対象素材のレベルからの類別（図2）
① 臨床に根ざした研究

　　これは，サービス提供者や患者の特性と，ケアの過程や成果に影響を与える現場，つまり医療機関や保健所などで採用されたサービス資源の組み合わせとの関連を明らかにする試みである。たとえば，予防に対す

環境的
体制的
施設的
臨床的

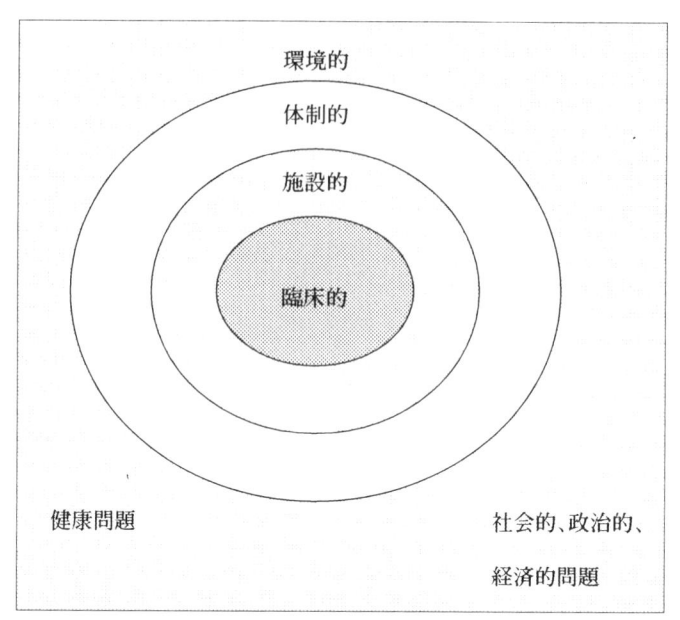

健康問題　　　　　　　　　　　　社会的、政治的、経済的問題

図2　健康サービス研究のレベル

る医師の態度や，うつ状態が「治癒した」とする患者の測定点数に対する医師の反応，助産婦の利用状態，高齢者の「自宅療養」における急性疾患の治療成果，といったものである。

② 施設に根ざした研究

　　組織や管理的特色に焦点を当てている以外は臨床に根ざした研究と同一である。この研究では施設とは分析の単位のことである。たとえば，褥創の発生におけるナーシングホームの規模と設置場所の効果について，外科手技（たとえば帝王切開）の実施率についての病院ごとの比較，大規模病院と小規模病院間での心臓手術の生存率の比較，などの問題である。

③ 制度の研究

　　サービス提供者と施設，患者集団との間の相互関係に影響を与える健康サービスの制度（システム）の特色を扱う研究である。たとえば，外傷センターの地域別配置の効果，まるめ診療と出来高払いで比較したケ

アへのアクセス度の違い，外来手術の進歩による医療保険費用の変化，医療機関の情報による受療者行動の効果，といったものである。
④ 環境的研究

　健康サービスシステムを形作り社会機能を規定するような，より大きな社会的，政策的，経済的背景において周囲の状況やそれにより発生した結果を理解する試みである。たとえば，死亡率と貧困の関連，粗暴な児童に対する精神保健の効果，尊厳死についての文化的差異，高齢者の健康についての社会保障の効果を検討することなどが含まれる。

B. 内容からの類別

　実際どのような事柄や問題について調査研究するかによる分類であるが，これにはいくつかの問題が考えられる。たとえば，ケアの組織と資金，臨床評価とケアの成果，ケアの質，ケアに対する患者満足度，サービス提供者と利用者の行動，労働力と教育訓練の問題，などが考えられる。（これらの問題については後ほどさらに検討を重ねることとする。）

C. 利用法からの類別

① 革新的技術の評価（図3）

　　新しい技術の評価に用いる場合であるが，この種の研究課題では問題の論点はおおかたすでにはっきりしているものである。つまり，その技術が（効果や効率，その他の点で）役に立つかどうか，ということである。それ故に，問題点は理解されており，代替案を含む選択肢（つまり，その新しい技術を採用するか，旧来の技術を継続するか）は明確であるものと考えられる。

② 問題解決

　　特定の問題を解決する手段として調査や研究が行われる場合である。まず，問題が何であるか確認することより始まるが，これはたいてい記述的に表現されることになる。次に，問題を特定する作業が行われるが，

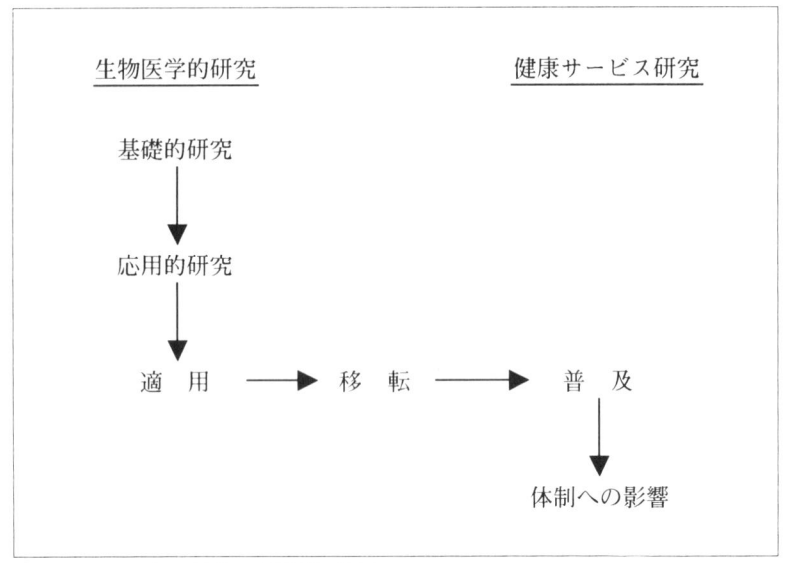

図3 ヘルスケア技術の評価と普及

```
生物医学的研究              健康サービス研究

   基礎的研究
      ↓
   応用的研究
      ↓
   適 用  →  移 転  →  普 及
                          ↓
                       体制への影響
```

ここではより具体的に問題の発生や解決に寄与すると推測される要因の量を計りそれを明確にする。さらに，介入選択肢の評価が行われるが，これは介入（治療や予防のプログラム，サービスなど対象者への働きかけ）の戦略を明確にし，これらの戦略の相対的費用と効果を評価することである。

③ 履行過程の評価

プログラムが意図したように働いたかどうか，その程度を評価し，ずれの原因と結果を明確にすることを試みる場合である。ここではそのプログラムの成果は問題ではない。

④ 効果の評価

介入が規定された目的を達成したかその大きさや程度を測定し，副次的に発生した予期しない出来事（たとえば，治療薬での副作用）を確認し，その効果や出来事がどのように起こったかを説明することを試みるものである。

D. 健康サービス研究方法の種類

ここまで述べた類別と異なり，研究方法そのものの分類である。これは疫学研究の方法の分類と類似しており，以下の2つに分類される。
① 記述研究
　　分布や頻度など，調べた結果を「ありのままに」述べる研究である。その目的は個々の集団や組織に当てはまる数量的パラメーターを推定することである。
② 分析研究
　　要因と結果の因果関係や効果の差などを調べ，統計学的手法などを用いて分析していく研究である。その目的とするところは原因と効果の疑問に答えることである。そのために，理論的モデルや原因の解釈がすでに知られていることと論理的に矛盾しないことを示す方法が必要となってくる。

5. 健康サービス研究の主題

　健康サービス研究（広義の）の分野はふつう明瞭に区別しうる単一の学問的領域とは考えられていない。この分野ははっきりとしたひとまとまりの疑問点や問題点に注目することで，研究としての一貫性を保っていると言える。この研究における特徴は，成果や過程あるいは構造に注目すること，方法論や研究デザインの独自性，集団を基盤とした研究であること，一次的あるいは二次的データを収集すること，実態調査 survey が行われること，などである。また，この研究では基礎科学というよりは，一般的に「応用的」分野であり，知識の本体は多数の理論的学問領域を取り混ぜている点も特徴である。健康サービス研究と関連する学問領域としては，健康マネージメント，経済学，運用研究（operations research），疫学，人口統計学，医学，看護学，生物統計学，社会学，コンピューター科学，法律学，政策科学などがある。
　具体的にどのような問題を扱っていくかというと，

① 健康サービスの機構と財政・資金
　健康サービス研究により，健康保険の増大に対する修正やヘルスケアの費用をコントロールするための市場を基盤とした戦略についての議論に情報を提供することができる。たとえば，複雑な健康保険市場の維持や監督の機構，特に診療に対する支払いや業務監視のための方法を工夫するとより重症な患者を避けたり，ケアの質を低下させるほど切りつめたりすることになりかねないという特異的なジレンマについて明らかにしていくことも対象となる。

② ヘルスケアへのアクセス
　健康サービス研究では，どのようにアクセス（適切なケアを適切な時に受けること）が保険加入率や診療提供者への支払いレベル，社会経済的地位，文化的背景，その他の要因などにより影響されるか，あるいはその反対にアクセスの不足がどのように健康状態に影響するか，といった問題にも解決の糸口を与える。

③ サービス実施者，患者，利用者の行動
　健康行動と背景要因の関連についての研究はいままでにも行われてきたが，健康サービス研究においてはさらに望まれる行動を促す方法，たとえば費用対効果を考慮した医療の利用，予防や治療の手順への準拠，といったことが対象とされる。

④ ケアの質
　健康サービス研究は，ケアの質の問題点を明確にするメカニズムを開発したり改善したりすることや，健康保険制度や医師の業務履行状態を測定することにも大きな役割を担っている。（ケアの質の問題については別の章で詳細に検討する。）

⑤ 臨床評価と成果調査研究
　健康サービス研究において最近特に注目を集めてきているのは，疾病の予防や診断，治療に対して他の方略を採用した場合の利益や害についての臨床的な評価研究（医療技術評価）や成果調査研究 outcome research である。これらの研究過程において新たな健康成果 health outcome の測定ツールや概念的モデルも生まれてきている。

⑥ 情報学と臨床上の意志決定

　政策やサービス採用の意志決定に関わる者にとって健康に関わる情報をいかに知るかは重要である。そのような情報を普及させたりまとめたりする方法の欠如がどのように意志決定や健康状態に影響するかについて健康サービス研究は取り組んできている。情報システム技術の主要な目標とは，患者や臨床家，サービス購入者，政策決定者がヘルスケアについてよりよい決定をなす手助けをすることである。

⑦ 保健・医療専門職の労働力

　健康に関わる人材やサービスの供給を予測し計画し統制する努力は困難をきわめる。しかし，この労働力の需要と供給を推定するデータシステムやツールの改良にも研究者は取り組んでいる。

　このように，健康サービス研究は保健・医療のシステムやサービス提供の方策についてのあらゆる問題に対処する努力をしてきているが，なおもこれらの研究を遂行していくうえでいくつかの困難な局面が見いだされる。まずは，扱う問題の複雑さである。それぞれの立場により求めるものが異なり，さらに現実社会においては無数ともいえる要因が絡んでくるために問題をより複雑にしている。さらに，各学問分野の方法論が持つ多彩な性質も影響する。すでに述べたように，健康サービス研究はあらゆる学問分野が関わる学際的研究であるために独自の方法論というものを持たず，ひとつの問題に対しても多数のアプローチがあるために結果も多彩となりうる。また，データシステムはそれ独自のものとして意図されたものが少ないために，一般的に脆弱であるともいえる。どのように継続的に正確なデータを収集していくかも問題となる。そして，現実の社会での対象設定では真の実験的デザインを確立することが困難であることも研究遂行を難しくしている。真の実験ではあらゆる背景要因をコントロールしなくてはならないが，現実社会の中で実施していくには倫理的問題や物理的要素，費用的制約など多くの困難が存在している。そのために代わりとなる方法論の選択や条件付きの結果解釈が余儀なくされることもある。

第2章　健康サービス評価

1. 健康サービス評価とは

　第1章で述べたように，広義の健康サービス研究は厳密には狭義の健康サービス研究（または調査，HSR）と健康サービス評価（HSE）に分けられるが，このHSEとは具体的な，特定のプログラムやそれに基づく政策がどのように機能するか，どの程度効果があるか，どのようなところを改良すべきか，といった点から評価判定することである。医療技術評価 medical technology assessment もこの範疇と考えられる。実際に健康サービスを提供している現場の関係者にとってはこのHSEがより身近ですぐにでも知りたい情報を与えてくれるものである。

　HSEのおおまかな流れは図4に示すとおりであるが，ここでは，①プログラム設計段階の評価，②プログラム提供段階の評価，③プログラム実施後の評価，④評価法の評価，⑤外的環境の評価，の5つの段階の評価が考えられる。まず，プログラム設計段階では，そのプログラムを企画し助成する組織が何を求めているかがプログラムの到達目標や目的に反映される。それに基づいて開発されたプログラムの運用方針や計画までがその設計に含まれ，これが先の到達目標や目的に適するかが評価されるだろう。次に，そのプログラムが実際に実施される方法，特にどのように最適な対象者に提供したかが評価の対象となる。さらには，そのプログラムが到達目標や目的にどれだけ近づいたか，どのような変化を与え効果があったか，が評価される。さらには，それらの評価方法が本当に適切であったかも評価の対象となる。そして，そのような評価方法やプログラムの設計から実施，効果に至るすべての段階，言い換えればプログラムの構造，過程，成果に影響を与える外部の環境も評価される。このような評価を通じてプログラムはさらに改良を加えられ，より適切で有用なものへと作りかえられるこ

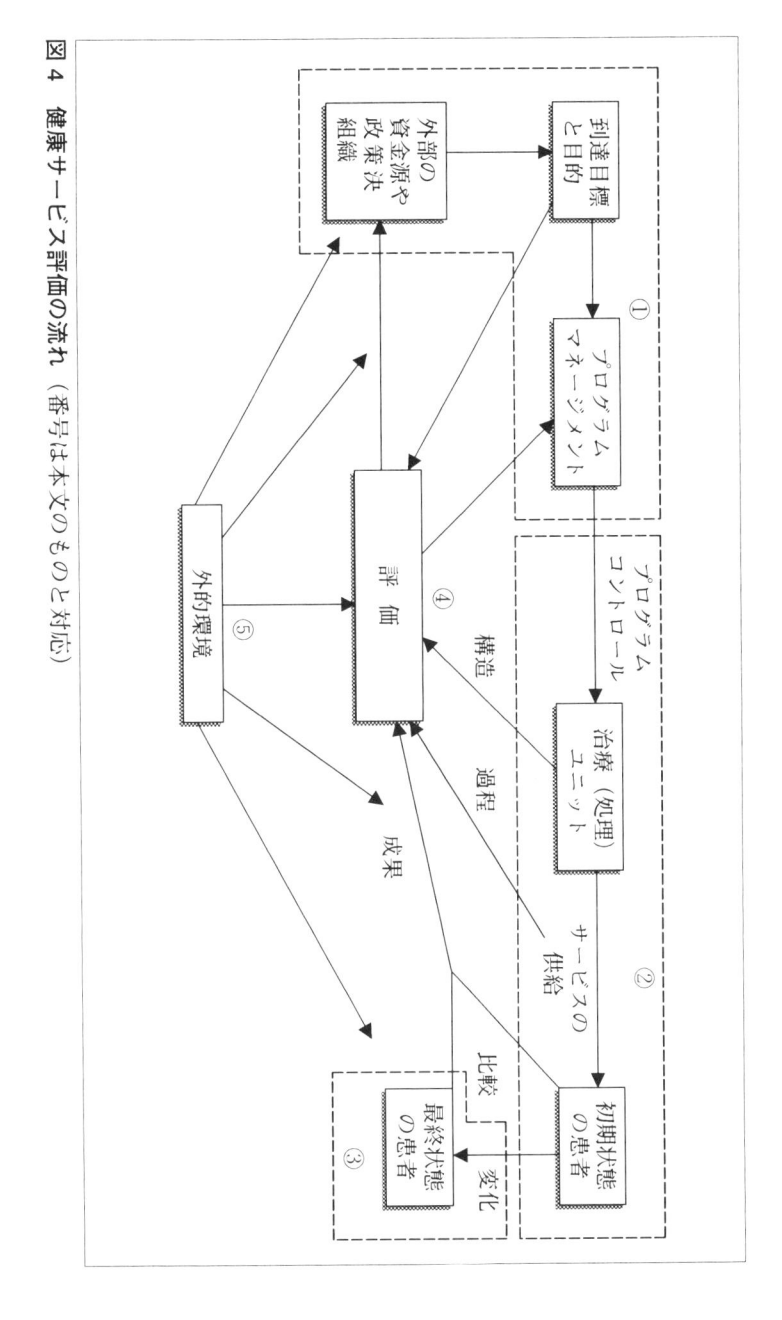

1. 健康サービス評価とは **15**

図4 健康サービス評価の流れ（番号は本文のものと対応）

ととなる。このサイクルは再び繰り返され，その有用性を高めていくという絶え間ない努力がなされることが期待される。

2. 健康サービス評価と健康サービス調査の相違点と類似点

　健康サービス評価と健康サービス調査（狭義の健康サービス研究）の違いは扱う材料の違いとも言えるが，この両者を特徴的に区別するものは何であるか。以下にその相違点を列記してみる。
① 健康サービス評価は常に意思決定に使用される。
　　健康サービス評価は目的性のはっきりしたもので，その結果は評価に基づいた決定を促すためのものである。一方，健康サービス調査は時に知識としてその機序や役割を追求するために行われることがある。
② 健康サービス評価の研究上の疑問点はそのプログラムの到達目標から引き出される。
　　健康サービス評価は特定のプログラムに立脚しているため，あらかじめ決められたプログラムのゴールに到達するにはどうしたらよいか，という疑問に答えるものである。
③ そのプログラムは理想とする判断基準（criteria）に従って判定される。
　　プログラムが「うまくいっている」という判断には絶対的なものはない。これはその到達目標とも密接に関わることであるが，その目標を理想として任意に定めた判断基準が採用されることになる。
④ 健康サービス評価は常に「現実世界」の場面設定で行われる。
　　健康サービス評価では具体的なプログラムを扱うために，現実から離れることは考えられない。これは，プログラムが「もし，このような集団がいたら」というシミュレーションではなく，具体的な対象集団を規定して設計されるものであるからである。

　一方，健康サービス評価と健康サービス調査の類似点は，両者とも同じ科学的技法を用いるという点である。もっとも，このような方法をHSEに適応

するには，倫理的現実的問題からより困難ではあるが多いのも事実である。

3. 健康サービス評価の重要性

　健康サービス評価はここ最近20年間に急速に発展し，その知見も年々増加してきている。それではなぜ健康サービス評価がこのように重要性を増してきたのであろうか。その要因として以下のものが考えられる。
① 予算的制約
　　健康問題が複雑化し新しい技術が生み出されるに伴い，医療や保健に対する支出は年々増加の一途をたどっている。特に医療費支出は国家や自治体の財政を圧迫しかねないほど急激に肥大してきている。これに対し，近年の経済発展の停滞や産業構造の変化などにより，健康に費やす予算が追いつかない状況が生じている。そこで，限られた予算や資源を有効かつ効率よく利用する必要に迫られてきている。そこでいままでの健康プログラムを見直し，新たなプログラムについても効率性などの点から検討するために健康サービス評価が用いられるようになってきた。
② 新たな国家規模の大型プログラム
　　世界のあらゆる局面でグローバル化が進行し，一地域や組織では対応できない状況がますます増えてきている。健康問題も例外ではなく，そのため国全体を巻き込んだ国家規模のプロジェクトが必要となってきている。プログラムが小規模のうちは片手間でも何とかでき無駄も許容できるほど小さかったものが，このようにプログラムが大型化してくると，より計画性を持った，科学的根拠を背景とした運用がなされなければその損失や影響は甚大となる。また，どの対象者にプログラムを提供するかは効率性と公平性のバランスの問題を抜きには考えられなくなっている。健康サービス評価はこのような科学的根拠を与え，計画に理論性を導入する助けとなりうる。
③ 新技術の発展
　　科学の発展に伴い新たな技術が次々に開発され，医療や保健の現場に

導入されるようになった。これらの新しい技術は「新しい」というだけで採用する訳にはいかず，従来のものに比べて有用性が評価され初めて採用されるべきである。また，新しい技術は未知の有害性の可能性も秘めていることを忘れてはならない。このために，健康サービス評価により効果や過程まで含めたあらゆる面からも十分検討することが求められている。ちなみに，新薬開発における第Ⅳ相の臨床試験は健康サービス評価であるとも言うことができる。

④ 公的な説明責任

臨床現場においては倫理的配慮の必要性からインフォームド・コンセントをはじめとする患者の知る権利が問題とされている。同様に健康増進プログラムにおいても利用者に十分な情報が与えられ，理解と納得のうえ実施することが重要となってきている。治療や予防のプログラムについての必要な情報を得て，より詳細で具体的かつ説得力のある説明を行うためにも健康サービス評価が活用される場面が増えてきている。

⑤ 制度内でのプログラムの複雑性と相互依存性の増加

健康を取り巻く環境や健康を害する要因が複雑かつ多彩に絡まり合っている近年の多くの疾患では，単独の治療法や予防法では対処できない場合に遭遇することが増している。また，情報過剰の社会では患者や利用者がこちらの提供したプログラム以外のものにも参加したり利用したりしてその効果の解釈を複雑にしていることも多い。このような複数のプログラムによる効果などを相対的に判定したり，その相互作用などの関連性を調べたりするためにも健康サービス評価の手法が有用となる。

⑥ 「合理的」健康サービスマネージメントの役割増加

限られた資源を有効に使い，害や無駄を避け，最適な人に最適なサービスを提供するためには，合理的で計画性のあるサービスやプログラムとする必要がますます生じてきている。このような戦略的なマネージメント能力が健康サービスでも求められている。サービスのマネージメントが理にかなっているか，どのようにすれば合理的運用が可能か，その答えを見つけるために健康サービス評価が用いられる。

⑦ ケアの質をめぐる関心の増加

　社会の成熟と経済発展に伴い量より質への関心が高まってきているが，医療を始めとするヘルスケアも例外ではない。「よりよいものをよりよく」提供されることは社会一般の期待である。このケアの質をどのように考え，どうすれば高められるか，という問題は大変難しく，即答できるものではない。しかし，この質の改善に対する努力はさらに続けていかなくてはならない。健康サービス評価はこの問題についても多大な成果をあげてきている。（なお，ケアの質の問題は今後も重要課題であるので，別の章で詳しく検討する。）

4. 意志決定における健康サービス評価の役割

　それでは，健康サービス評価の結果を基にしてどのような場合に健康政策やマネージメント上の問題に対して意志決定がなされるのだろうか。その主要な目的を以下に述べてみる。

① プログラムを継続するか中止するか決定するため

　実施してみたプログラムが実状にそぐわないか，あるいは十分な効果が得られないか，最終的に継続すべきか中止すべきかを検討して結論づける材料として利用される場合である。もちろん，費用に見合った効果が得られないような場合も含まれる。たとえば，ある若年層に対する乳癌検診があまり新たな乳癌患者の発見には貢献しないとしたらこの年齢層に対する検診を中止するような場合である。

② プログラムの実践方法や手順を改善するため

　実施してみたプログラムが目標とした効果をあげたにもかかわらず，非効率的であったり，あるいは混乱や誤りを招くような手順があったりして改善する余地がある場合である。対象者の変更の必要がある場合や手順などの改善により効果をあげられるような場合も含まれる。たとえば，ある疾患に対する健康増進プログラムが平日に実施するよりも休日での実施のほうが利用しやすいような場合や1年後の再検査を追加した

ほうが参加者の意識が高まるような場合である。
③ 特定のプログラム戦略や技術を追加するか削除するため

　実施してみたプログラムで用いた技術では不十分であったり，より新しい技術が利用できるような場合，あるいは余分な技術や方法をプログラムから削除したりする場合である。また，戦略的に対象者や地域を追加したり，方針を修正して変更したりする場合にもHSEの結果が参考にされる。追加や削除により変更されたプログラムは新たにまた評価される必要がある。たとえば，肺癌検診でスパイラルCTによる検査を追加したほうが発見率の向上に役立つようなことがわかったとしてそれを検診プログラムに追加するような場合である。

④ 他の場所で同様なプログラムを設けるため

　ある場所や対象設定で実施したプログラムが異なった場所や条件でも適用されるかを知る場合である。最初の設定で行った健康サービス評価の結果を参考に，条件を変えた場合にも同様な効果が得られるが検討することも考慮される。その場合，変数上でこれらの条件設定を変更してシミュレーションして効果を予測したり，新たな条件の元で再度評価したりして効果を確認することも行われる。たとえば，アメリカで効果をあげた予防プログラムを日本でも実施するような場合である。

⑤ 競合するプログラム間で資源を配分するため

　同様な目的や効果を持ったプログラムが存在して，どちらか一方のみを選択することが困難である場合，あるいは対象者によってはそのプログラムのほうが利用しやすかったりする場合に，限られた資源をどのように割り振ったらよいか決定するのにも健康サービス評価の結果が用いられる。たとえば，病院でのリハビリテーションプログラムと地域のリハビリテーションプログラムが共存する時に人員や費用の投入計画を立てるような場合である。

⑥ あるプログラムの理論や取り組み方を受け容れるか却下するため

　プログラムに関するある理論上の仮説や方針が現実にそぐわないか，適応するかといった評価を行い，それを採用するかまたはしないかを決定する場合である。たとえば，脳梗塞発生に脱水状態が深く関わってい

るという仮定で水分補給を中心とした予防プログラムを実施し，発生の低下を見たとしたらこの仮説を受け容れてさらにそのプログラムを推進していくことにする場合などである．

5. 健康サービス評価はなぜ行われるか

あらゆる意志決定に健康サービス評価が利用されることは先に述べたとおりであるが，それではどのような場合に健康サービス評価を行おうとするのだろうか．ここでは2つの異なった点からその動機を見てみる．

A. 異なる3者の立場から見た場合

1) 組織の立場より
① プログラムの有効性を立証する
　　せっかく組織として取り組んだプログラムが役に立たないものであったならば，その労力や資源が無駄となる．また，提供した意義も問われることとなる．そこで，その有効性を知りたいと思うであろう．
② 過去の支出を正当化する
　　それまで資金を投入して取り組んできたプログラムが意味のあるものと思われなければ，非難は避けられない．その費用を他に利用したほうがよかったという声も出てくるかもしれない．そこでそれが妥当な出費であったと証明する必要が出てくる．
③ 出資者より求められて
　　助成団体や納税者，あるいは費用を支払った利用者にとって，それがその出資に見合うものか関心があるだろう．その求めに応じて，またはそれを見越して結果を提示する必要がある．
④ 新しいプログラムに対する援助を得る
　　試験的に行ったプログラムから正式のサービスとして提供しようとす

る時や，そのプログラムを拡大したいと望む時には，その理由を示さなければ資金援助を得ることは難しい。さらに，プログラムの実施に参加した専門職などのスタッフに協力してもらうためにもそれが意義あるものであることが示されなければ志気の低下につながる。また，その実績を基に新たなプログラムを開発展開する時にも組織としての能力があることを示すことにもなる。

⑤ 弱点を明確にすることでプログラム改善のためのメカニズムを提供する

プログラムを継続するためには改良を重ねてよりよいものとする必要がある。その時にどの点に改良を加えるべきか発見するためにも評価をしなくてはならない。

2) 助成団体や公共の立場より

① いくらぐらい「見返り」があるか

投入した資金に見合うだけの結果が得られるか，それはどのようなものでどれほどであるか，など投資と利益の観点から関心あることであろう。また，行政政策評価としての意義もあるかもしれない。

② その助成を継続するべきか

新たな年度にも助成を継続させるかの判定材料として知りたい場合である。この場合にはかならずしも成果としての効果である必要はない。それまでの経過が適切であるか，で判断されることもある。

③ そのプログラムは改善されうるか

支援したプログラムが十分な効果を得るものでなくても，改善の余地があればその支援を続ける根拠ともなるだろう。助成の目的に合ったプログラムであればそれを指示する代わりに改善を要求することにもなろう。

④ 助成者の成功を記録するために

助成の最終目的は社会への貢献と，その団体や個人の足跡を残すことだと言っても過言ではない。資金援助が成功した証しとしての評価が求められる。

3) 評価者の立場より
① その分野に貢献するという要求
　　プログラムを実施評価する者にとって業績も重要である。評価を通して貢献できたという証明がなされる。プログラムを実施したことにより，社会に貢献できたという実感は評価者にとっても生きがいとなる。
② 専門職としての昇進を促したり生計を立てたりする要求
　　名誉ばかりでなく実利としての業績も考慮されるであろう。その職を維持し仕事を創成するためにも業績として評価されることになろう。
③ そのプログラムの到達目標への共感
　　到達目標そのものに意義を見いだして，その問題解決に協力したいと思うならば，どれだけそれが達成できたかは知りたいところである。

B. 評価する内容から見た場合
プログラムのどの段階を評価したいかで求めるものも異なってくる。
① 労力（effort）
　　費やされた資源がどのようなもので，いかほどであったかが問題とされる。費用や人材，物的資源などあらゆるものが対象となりうる。
② 履行能力（performance）
　　何が達成されたか，という問題である。そのプログラム自身や実施者の能力として評価される。
③ 適切さ（adequacy）
　　何が必要とされているかという見地からその実施は適切であったか，という問題である。つまり，目的にあった対象者設定か，プログラム内容は適切か，時期はどうか，など求める要求への適応である。
④ 効率（efficiency）
　　結果はより少ない資源で達成できたであろうか，という問題である。費用などとの比較で判定される。
⑤ 過程（process）
　　なぜプログラムは機能するか，あるいはしないか，という問題である。

実施過程に問題があれば，理論的にはうまくいくはずのプログラムも予想された効果を得ない。また，どの点がよくて目標が達成できたかがわかれば，次のプログラム開発の参考ともなる。

6. 健康サービス評価の基本理論

　ここで言う基本理論とは，どのように評価されるべきかという理論であり，そのまま健康サービス評価を行う手順ということができる。そこで，順を追って見てみる。
① プログラムの到達目標（goal）を見つけだす。
　　まずは，そのプログラムが何を目的として開発されたか，あるいは何を達成したいと考えてそのプログラムを用いるのかを明確にしなくてはならない。行き着く先がわからなければどこへ行ってよいのかわからない，ということである。この到達目標は具体的であればあるほどよい。
② その到達目標を測定可能な指標の形に移し替える。
　　設定した到達目標から何を測定したらよいか明確にする。たとえば，到達目標が「糖尿病の合併症である網膜症を予防する」であるならば，糖尿病性網膜症の発生率なのか，眼底検査による網膜の微細動脈瘤の発見率なのかを定める。
③ そのプログラムによりケアを受ける者と受けない者について指標のデータを集める。
　　プログラムの評価をする場合，そのプログラムを受けた者のデータのみでは有効性を示すことはできない。この問題については後で詳細に検討するが，受けた者でよい結果が得られても，それがプログラムによるものか，自然経過や他の要因によるものなのか定かではないので比較対照による検討が必要となる。
④ そのプログラム内外の患者間の指標を比較する。
　　そのプログラムがさらに他の地域など場面設定を変えても有効でありそうか，他の要因が関与していないか，他にもっと有効なプログラムが

ないかを知るためにも，そのプログラム自身を受けていない（この場合は他のプログラムを受けている場合も含まれる）同様な患者や対象者の様子を比較して知る必要がある。また，同じプログラムを受けた患者同士も比較して同じ条件なら似たような結果が得られるか，ばらつきがないかも知らないとプログラムが安定している，あるいはそのプログラム自身の効果である，とは言い切れない。

7. 健康プログラムの到達目標や目的の諸次元

　健康サービス評価の第一段階はそのプログラムの到達目標や目的を決定することであるが，この到達目標や目的はどのような次元から成り立っているのだろうか。言い換えれば，どのような項目を含めばよいのだろうか。その項目を以下に述べてみる。

① もたらされる変化の性質

　　プログラムを受けた者がそれによってどのような変化を期待されるか，いうなればプログラムの効果である。当然，健康プログラムはある人々の健康状態が何らかの変化をきたすことを目的としている。それがどういうものであるかを明らかにする訳である。たとえば，それが続発症の発生なのか，死亡率なのか，生活の質QOLの向上なのか，あるいは血清コレステロールのような検査値，といったものである。これには直接的な変化以外にも，たとえば医療機関へのアクセスだとか，禁煙のような健康行動，さらには健康に対する意識や態度の変化，診療手順の改善といった間接的なものも含まれる。

② 目的の相対的重要性

　　なぜにその効果を期待する必要があるか，それがなされることで社会や個人にどのような影響を与えることに意味があるのか，などを明確にする。もし，このプログラムが実施されなければどういうことになるか，あるいは現在なっているかまで言及するために「相対的」ということができる。たとえば，ストレスマネージメントプログラムは年々増加する

ストレスによるメンタルヘルスの障害により労働力に影響を与えていることが職域で問題となっている，というような内容である．

③ 標的となる利用者や患者の集団

よく設計企画されたプログラムは漠然とした対象者に提供するようには設定されていない．特定の集団に特に働きかけることで特定の効果が期待できる．このような集団を標的集団という．この標的集団は細分化されればされるほど高い効果を与えることができる．マーケッティングの場合でも同様な分析をして，たとえば都会に住む女子大生でブランド志向の者などと標的集団を細分化するほどヒット商品につながる．この標的集団を決定する際にはニーズを考慮する訳だが，ニーズとは単なる要望ではなく不足や需要による必要性のことであり，それがないと困るという状況を考慮するものである．たとえば，胃癌検診であれば，食塩過剰摂取や野菜不足といった危険因子を持つ中年の働き盛りの勤労者に絞る，といった決め方である．

④ 短期的対長期的効果

健康プログラムを実施したからといって，すぐに効果が現れるとはかぎらない．特に，間接的な効果の場合にはより長い期間をかけて達成されるものが多い．そこで，すぐに確認できる短期的な効果と時間をかけた経過観察が必要な長期的効果とを分けて考えなければならない．そのプログラムの目的がどちらか一方のこともあれば，両方を視野にいれている場合もある．たとえば，脂肪摂取低減プログラムでは短期的効果として血清コレステロール値，長期的効果として減量や虚血性心疾患の発生予防と定めることができる．

⑤ 効果の大きさ

どのような変化を期待するかその種類や性質が決まれば，次にどの程度の変化を期待するのかその大きさを決めなくてはならない．もちろん，実際にそれだけ変化したという結果が得られるという保証はないが，あくまで目安として目標値を決定する訳である．このように，周囲の状況や過去の類似プログラムの成果などから仮定した目標値の設定をベンチマーキングという．この目標値設定には個人に対するものと集団に対す

るものがある。たとえば，収縮期血圧を20mmHg下げるというのは個人に対する目標で，ストレスを自覚する人を現在より20％減らすというのは集団より見た目標である。
⑥ 変化の永続性と期間

　　プログラムが特殊なものでほんの一時期だけに効果あるのであれば，健康プログラムとしては妥当なものではない。たとえば，プログラム参加中は盛んに運動していても，運動習慣として身に付かず1ヵ月もすれば止めてしまうのでは健康改善につながらない。そこで，そのプログラムによる効果はどのくらい継続すると期待されるかも重要な要素である。もちろん，永久的なものが理想である。
⑦ 複数ある到達目標の補完的または相反的性質

　　いままで見てきたように，プログラムの効果や目標は単一とはかぎらない。また，予期できる，あるいはできない副次的効果が生じる可能性もある。また，異なった効果が互いに影響する場合もある。たとえば，減量プログラムで減量というプログラムを達成することで糖尿病予防という目標が達成可能となるような場合である。また，複数の目標が反対の作用を持ってうち消し合うような場合もある。

8. 到達目標未定の段階ですべきこと

　社会的要求や直面している問題が明らかである場合にはプログラムの到達目標は決定しやすいであろう。しかし，いつもそのような場合とはかぎらない。同じプログラムであっても，人により異なった到達目標を期待するかもしれない。もし，到達目標がいまだ定められていない時には評価者は何をすべきであろうか。
① 合意（コンセンサス）に達するための顔ぶれがそろうのを待つ。

　　もし，検討すべき問題がいくつもあったり，さまざまな要求があったり，人によってそのプログラムに期待するものが異なっていたりする場合には，自分の設定した到達目標に賛同するスタッフを顔ぶれにそろえ

るようにする。これは，他の意見を排除するということではなく，同じ目的意識を持った者同士でチームを編成するということである。
② プログラムのスタッフと相談した後で個々に到達目標を設定する。
　　もし，あらかじめスタッフの顔ぶれが定まっていて変更できない場合には，各人に別個に到達目標を設定してもらい，それを基に意見調節や討論をして絞っていく。前もって考慮すべきポイントを定め，それにそって到達目標を作り合い，それらを列記したうえで，それぞれのポイントに対してどの程度配慮されているかそれぞれ点数を個人ごとにつけ，その合計点が高いものを採用するという方法もある。
③ スタッフといっしょに協同で到達目標を設定する。
　　各自で到達目標を作らずに，最初から討論のうえで到達目標を決定していく。時間は多少かかるかもしれないが，意見の衝突も少なく，合意には達しやすい。問題意識の差があまり顕著でない時には有効な方法である。
④ 特定の到達目標を掲げないで予備調査的分析に焦点を当てて評価を行う。
　　とにかくまずパイロットスタディとして小規模でプログラムを実施してみて，その結果を見て到達目標を設定する方法である。時間と費用はかかるが，到達目標の根拠がはっきりしており，細部の項目まで決定しやすい利点がある。以前別の状況で実施された結果を参考にしてもよい。

9. 到達目標指向型の健康サービス評価がうまくいかない場合

　プログラムの到達目標を設定して，先に述べた4段階よりなる基本理論にそってそれを評価していくことが原則であるが，しばしばこのような単純な到達目標指向型のHSEの研究方法がうまくいかないことがある。その理由をいくつか検討する。
① 到達目標が不明瞭か実在しないか現実的でない時
　　せっかく到達目標を定めても，それが抽象的で理解しがたいものであったり，現実的でなく実在しようがなかったりすれば，どこを目指して

いようが，いわば「目標を見失った」状態となる。到達目標は現実に則して具体的でわかりやすい言葉で書かれていなくてはならない。
② プログラムが「記載されている到達目標」以外の否定しがたい効果を生み出す時

　計画のうえで設定され記載された到達目標を超えて，しばしば予期されない効果を生む場合がある。不利益な効果ならばプログラムにとってマイナスとなるので否定され改善の余地があるが，かえって思いがけずプラスになる効果を生んだ時はそれをどう扱ってよいか苦慮することにもなる。たとえば，糖尿病予防のプログラムが膝関節症の予防にも効果があるとわかった時には，これを新たに膝関節症のプログラムとして評価すべきか，というような問題である。時には到達目標自体を見直す必要もある。
③ 健康サービスプログラムが複合的である時

　いくつもの成分により構成されるようなプログラムの場合には評価が難しくなる。このような場合には，評価結果をフィードバックして利用できるようにするためにはその統合的複合的プログラムの成分ごとに効果をどのように分けて評価解釈するかが常に問題となる。できるかぎり成分ごとの到達目標を設定するか，総合的評価指標を開発する工夫も必要となる。
④ 健康要因が多因子的性質を持つため健康成果から原因と効果の関係を示すのが極端に困難である時

　健康成果（健康アウトカム）は通常は最終的なプログラムの到達目標として示されるが，現実社会ではこれが交絡因子や修飾因子，あるいは相互作用が複雑に関わったものであるために，単純な因果関係として表現することが難しい。研究計画デザイン段階でこのような因子をなるべく調節する努力が必要であるが，生身の人間を扱っているために実際にはそう簡単ではない。しかし，無作為化や層別化，多変量解析などの手法を駆使してできるだけ排除するように努めなければならない。
⑤ 到達目標が達成された過程が問題となる時

　この4段階の研究方法にしたがうと，その到達目標が達成されたか否

かは明らかになるであろう．しかし，その到達目標がなぜに達成されたか否かという疑問もまた大切な争点となる．それ故，結果（成果，効果）のみに注目するのではなく，その過程や構造にも目を向ける必要がある．

10. よい評価者となるには

　健康サービス評価をうまく進め，有用な情報を得るためには，評価する者はマネージメントの能力を身につけ，あらゆる面に目を届かせなくてはならない．それではよい評価者とはどのような事柄に注意をすればよいのだろうか．以下に評価者として「すべき」ことを列記する．
① すべての主要な実施関係者より信頼される．
　　チームワークを保ち，リーダーシップを発揮するために，スタッフや関係者よりの信頼を得なければならない．言動に矛盾があったり，無理を言ったり，強制したりして信頼を裏切ることがあれば思った成果をあげることはできない．
② 客観性を守る．
　　プログラムに対して思い入れがあったり，出資者や他人の評判ばかり気にしていたりするようでは正しい判断は不可能である．常にどのような時にも主観的感情を退け，冷静で客観的な目で実行判断していくことこそ科学的な態度といえる．
③ プログラムについてよく知っておく．
　　結果のみに興味を示し，プログラム自体の内容を知らないようでは，どこに問題点があるか，何がその効果をもたらしたかわからなくなる．プログラムについて熟知しておくことこそ成功の第一歩である．
④ 自主的であり続ける．
　　多くのスタッフを使って仕事をさせているからといって，何もかもまかせっきりというようでは，信頼を失うばかりか大事な点を見落とすことにもなりかねない．常に積極的で自ら関わっていこうとする姿勢が大切である．

⑤ 結果の履行に関わりあうようになる。

　プログラムの評価は評価すれば終わりという訳ではない。さらにそれを改善し，実際に役立つものにして実用に向けての努力が継続される。このような段階にあってもなお責任持って関与していくことが評価者としての使命と心がけなくてはならない。その後は無責任に放置しておくと，思ってもいない方向に進んでしまうこともあると心得なければならない。

第3章 研究の進め方：概念，仮説，理論的枠組み

1. 問題点の発見と疑問点の特定

　健康サービス研究（ここでは広義の意味で）の第一歩は，いまどのような問題に直面しているかを見極めることである。つまり，どのような問題を扱おうとしているか，ということである。しかし，多くの場合，健康サービス研究を行おうと意図した時点ですでに問題点は観察されている，あるいは気づかれていると言える。言い換えれば，問題があるから健康サービス研究を行おうとしている訳である。逆に，健康サービス研究をしたいために問題を探すようでは成功は望めない。健康サービス研究は，問題点に始まり，問題点で終わるものである。問題点とは，たとえば次のようなものである。ある地域において「年長の青少年は未治療の性行為感染症の有病率が最も高い」ことがわかったとする。そして，一方で「彼らはその他の年齢層よりも医療サービスを利用しない」ことが理由として考えられたとすると，これら一連の出来事が問題点となる。
　次の段階として，その問題点を特定し疑問という形で詳細に述べてみる必要がある。先の例でいえば，「なぜ青少年の中に適切な医療を受けていない者がいるのか」，あるいは「青少年が医療を受けるのをどのような制度的要因が妨げているか。」とか，「学校の保健室のシステムにより治療率を改善できるか。」というものである。このようにひとつの問題点より次々と疑問点が出てくることもある。大切なのは欲張らずにどれに焦点を当てるかを決めることである。そして，できるかぎり具体的にその問題と疑問に言及していくことである。それが次のステップへの鍵となる。

2. 各用語の定義と意味

　具体的な疑問点が定まったら，次にするべきことはその疑問点を研究するための概念的枠組みを開発することである．そこで，この段階で用いる用語の定義と意味するところについて確かめておこう．
① 概念 concept
　　概念とは理論（後述）を積み上げるための素材であり，その問題点についての考え方を示すものである．先にあげた青少年の性行為感染症の例で言えば，「青少年はあまり医療サービスを利用しない．」「これが彼らの性行為感染症の有病率を高くしているのに関わっているのかもしれない．」というような内容である．
② 概念的枠組み conceptual framework
　　仮定された関係を理解した上で，おおまかにその関係を示すような構成を組み立てて，その中に各概念を図式的に配置した枠組みを概念的枠組みという．この枠組みはどのように異なった概念が異なった結果に関係していそうかを示しているものである．
③ 理論 theory
　　理論とは，相互に関連づけられた概念をわかりやすく体系的に述べた文章である．そのために，理論では概念の相互関係を記述している．また，理論は特定の結果に至る原因の機序に暗示を与えるものであり，起こっている現象の説明と予測を加えている．たとえば，「青少年は疾病に対する知識や認識が低く，医療を身近なものとは考えていない．そのためにあまり医療サービスを受けようとはせず，性行為感染症の有病率を高くしている一因となっている．」というようなものである．
④ 仮説 hypothesis
　　仮説とは，形式に則って理論を言明したものである．仮説においては観察可能な変数を明確にすることが必要となる．さらに，変数間の関係は説明ないし予測されなければならず，その変数の関係から理論が検定できなければならない．また，検定する仮説を否定する対立仮説が設定されなければならない．これらの一連の作業は疫学研究の場合と似てい

る。たとえば,「気軽に相談できる窓口となる保健室プログラムがあれば,青少年の性行為感染症は減少する」というようなものである。もちろんその対立仮説は「そのようなプログラムでも減少しない」ということになる。

⑤ 仮説のモデル化 model

モデル化とは,仮説を立てた際に述べた変数間の関係が目で見てわかるように視覚的な像,あるいは図にする作業である。このモデルの中で,問題点に関係して存在しうると考えられる変数を,潜在的変数も含めて全て同定し,その関係の方向性を示すことでそれに至る動的な流れを示す。つまり,ある変数が他の変数にどのように影響を与えるかを矢印で示す訳である。

⑥ 変数 variables

変数は,問題点の一部と見なされるものか,または概念的枠組みの一因となるような操作可能な部品ということができる。その問題点に関連するかもしれない変数をすべて特定することが重要である。さらに,これらの変数が測定可能なものか否か,つまり観察変数か潜在変数かを,研究への限界として書き留めるべきである。

3. 変数

以上のように仮説を立てモデルを構築したら,最も注目するのが変数である。健康サービス研究の目的とは,この変数を用いて仮説で述べた関係を検定し証明することである。そこで,変数についてさらに詳しく述べてみると,変数には以下の種類がある。

① 従属変数 dependent variable(または,成果変数 outcome variable)

その研究での最も関心のある出来事(事象)であり,さまざまな要因や介入(働きかけ)の結果である。いうなれば,「何が起こるか」ということである。

② 独立変数 independent variable（または，原因変数 causal variable）
　　その結果（従属変数）の原因となるかもしれないと信じられるプログラムや介入，あるいは要因である。直接その結果を引き起こす原動力である。
③ 介在変数 intervening variable（または，修飾変数 modifying variable）
　　その結果の直接的な「原因」とはならないが，その結果を修飾し変質させるかもしれない要素である。独立変数と従属変数との因果関係を強めるかもしれないし，あるいは弱めるかもしれない。

これらの関係を調べるためには，まず個々の変数のモデルを描くことから始める。このモデルの主要な3つの成分は，独立変数，介在変数，従属変数である。次にそれぞれの成分の下に各変数を加えてみる。

表2　3種類の変数の例

独立変数	介在変数	従属変数
プログラム （yes/no）	年齢 性別 学業成績	疾病罹患 （yes/no）

これらの他に結果を修飾するかもしれない他の介在変数も考えられる。それには以下のようなものがある。
　　　性行為の有無
　　　相手の数
　　　性行為感染症の気づき
　　　社会的ネットワーク（仲間よりの圧力）

これらの介在変数は調べようとしている仮説や問題により異なってくる。たとえば，「学生は容易にかつ気軽に学校の保健室を利用できるか」という問題を考慮するならば，介在変数には以下のものが加わることになるであろう。

　　　　地理的要件
　　　　プライバシーの保守状況
　　　　保健室の運用時間帯
　　　　サービス提供者との関係
　さらに，サービス供給の特性も介在変数となりうるか，ということも検討すると，次のような要因も介在変数となる可能性がある。
　　　　サービスは病気の治療（応急処置）に限られるか。
　　　　その保健室のサービスには教育的要素があるか。
　　　　サービス提供者は性行為感染症に批判的か。
　　　　どのような手続きで学生は保健室を利用するか。
　　　　教育セッションを設けるために性的に活発な学生を確認する試みがあるか。

4. 概念的枠組みの開発

　それでは，実際の概念的枠組みやモデルをどのように開発していくかを，今まで例として用いた青少年における医療サービスの低利用度についての仮説とそれより導き出される医療利便性モデルにそって検討してみよう。
① 素因
　　まずは介在変数のうち，調査対象者自身，ここでは青少年が持っている特質や態度，あるいは直接的な影響について列記してみる。これには以下のようなものが考えられる。
　　　　年齢／認知的発達
　　　　性別，特に男性
　　　　疾病についての過去の経験
　　　　感受性や重症度，利用可能な治療に関しての乏しい一般健康知識
　　　　医師や看護婦に相談することに関しての家族の規範
　　　　医師や看護婦にかかって健康になることに関しての仲間の価値観

② 機会に関する変数

　次に介在変数としてそのサービスやプログラム自体が持っている条件，つまりそれが本人たちにとって利用可能となる条件について上げてみる。
　　　プログラムの利便性
　　　地理的要件
　　　費用
　　　プログラムについての知識（普及度）

③ 治療の需要に関する変数

　さらに，治療が必要とされる状態，受診するという行動を起こすきっかけとなる動機や要因について考えてみる。それには以下のようなものがある。
　　　病気の存在
　　　重症度
　　　不快感
　　　病気への気づき
　　　病気の合併症

④ 変数を操作可能にする

　これらの変数が出そろったら，すべての変数を測定可能な用語で定義してみる。つまり，指標や比率，実数など数値として表してみるのである。この際に，何を分母とし，何を分子とするか，単位は何を用いるかは重要である。これらの要素が異なるとそれが持つ意味や解釈，程度などが異なってくる。また，変数によっては数値ではなくカテゴリーとなるかもしれない。社会人口統計学的なものはそのままで表されることになるであろう。態度の変数は一般に測定困難であることが多い。できるかぎり，そんなに多くの欠損値ができないようにすることも大切である。欠損値は分析の際に問題となる。

　いかなる時にもすでに利用可能で一般に容認された測定手段（機器や質問票など）を選ぶように心がける。つまり，信頼性と妥当性がある測定を選ぶことが大切である。もし新しい測定法を用いるならば，その信頼性や妥当性を検討しなくてはならない。この問題については後の章で詳しく触れる。

⑤ データ収集方法を規定する

　そして，どのようにしてそれぞれの測定データを集めるかも明確にしなくてはならない。だれ，あるいはどこからそれぞれのデータを集めるか，何回集めるのか，調査対象者全員について診療録などが入手し利用できるか，などを検討する。また，対象者に対して面接または実態調査 survey は実現可能かも大事な要件である。これらは研究デザインと密接に関係している。

　最後に，概念的枠組みの開発について要約してみる。
1) 枠組みはモデル内の変数間の相互関係を述べている。
2) 枠組みは以下の情報を与える。
　　　　研究デザイン
　　　　標本選択
　　　　データ収集戦略
3) 枠組みは結果の最終的解釈を決定づける。

5. モデルの実例

　ここでどのようにモデルが構築されているかさらに理解を深めるために実例をひとつ示す。この例は「Andersen のアクセス・モデル」(1995) と言われるものである。これは，医療や保健のヘルスケアサービスを利用しようとする際にどのような要素がそのサービスへのアクセスに関わり影響を与えているかを調べるためのモデルである。このモデルを紹介する前に，ケアへのアクセスについての定義を見てみよう。まず，IOM (1993) はケアへのアクセスを次のように定義している。

　　可能なかぎり最良な健康成果を達成するための個人的な健康サービスの時宜を得た利用である。

また，Aday (1980) は次のように定義している。

　　所定の人口集団がヘルスケア供給体制へ参加する可能性や実態を描

いた様子である。

これらの定義にしたがって設定したAndersenのモデルが図5である。この図の各項目に対応する変数として以下のものが考えられる。

A. 環境
Ⅰ．ヘルスケア体制
 1) サービスの利用可能性
  ① 分量（人員や施設の数）
  ② 分布（資源／人口）
 2) サービス組織機構
  ① 参加の容易さ（たとえば，距離）
  ② 構造（たとえば，健康保険の種類）
Ⅱ．外部環境
 1) 物理的（付近の暴力行為のレベル）
 2) 経済的

B. 人口特性
Ⅰ．素因形成特性
 1) 人口統計学的（たとえば，年齢，性別，人種）
 2) 信念，態度，知識
 3) 教育，職業
Ⅱ．付与的資源
 1) 健康保険資格
 2) 収入
 3) ケアの正規の提供場所
 4) 居住地
Ⅲ．必要性（ニーズ）
 1) 自覚された必要性

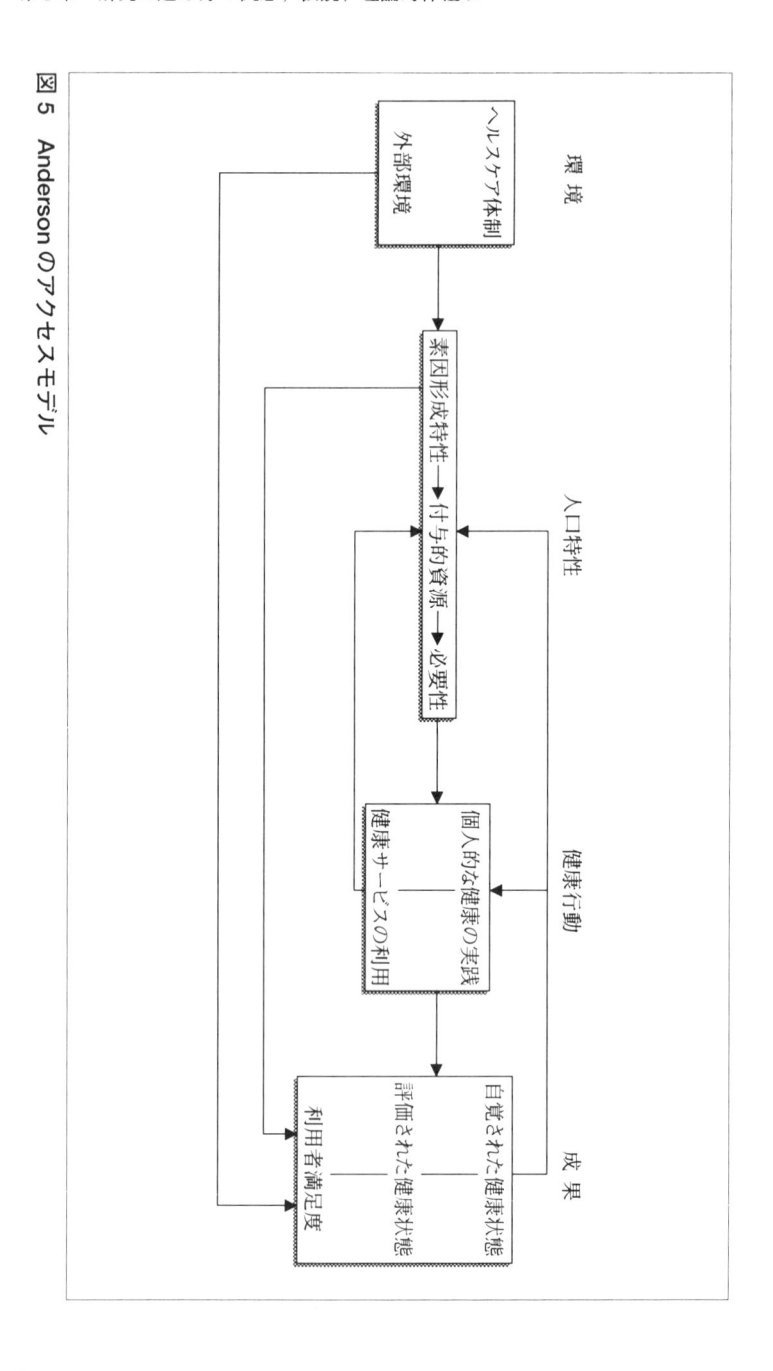

40 第3章 研究の進め方：概念，仮説，理論的枠組み

図 5 Andersonのアクセスモデル

①自覚された健康状態
②症状と経過
③障害
2) 専門職によって評価された必要性

C. 健康行動
Ⅰ. 個人的な健康の実践
　1) 食事，運動
　2) セルフケア
Ⅱ. 健康サービスの利用
　1) 使用したケアの種類（たとえば，医師，病院）
　2) ケアの場所（たとえば，診察室）
　3) ケアを求めた目的
　　①予防的ケア
　　②疾病
　　③慢性的または介護
　4) ケアの時間間隔
　　①接触
　　②分量（たとえば，受診回数）
　　③継続性

D. 成果
Ⅰ. 自覚された健康状態
　その個人によって告げられた健康
Ⅱ. 評価された健康状態
　専門職や体系的な審査方法によって評価された健康
Ⅲ. 利用者満足度
　標準化された調査に基づく

第4章 研究デザイン

1. 研究デザインの基本的考え方

A. 健康サービス調査・評価での変数間の関係

　健康サービス研究（広義の）においては，疫学研究と同じように，図6で示される2種類の変数A，B間の関係を知ることが目的である。やはり疫学同様に，記述研究はこの関係があるかないか同定するために行い，一方，解明または分析研究はAとBがどのように関係しているかその状態を詳細に述べるために行うものである。

表3　健康サービスマネージメントにおける疫学概念の利用

種　類	方　法　の　例
記述的	サービス地域や診断名ごとによる罹患率や死亡率の記述
分析的	疾患カテゴリーによる患者の流れの決定，疾患別比率の決定，市場浸透度や市場細分化(年齢別比率)
実験的	新たな潜在的健康市場の同定，市場拡大のための調査領域の同定，人口統計学的傾向の同定

B. 2つの基本的アプローチ方法

　記述研究にしろ分析研究にしろ，調査研究の対象者に直接働きかけ（介入）があるか，ただ起こったことを観察するだけかで以下の2つに分けられる。（拙著「EBMがわかる疫学と臨床判断」参照）

① 観察的方法

　　自然発生的な事象（出来事）の観察のみを行い，非介入的である。結果は記述的か仮説の検定となりうる。観察の時間的方向性は前向きまた

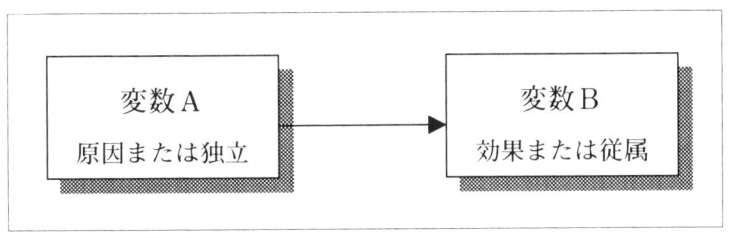

図6　2変数間の関係

は後ろ向きになりうる。
② 実験的または準実験的方法

　介入があり，研究課題の主要な焦点となる効果を見る。観察の時間的方向性は常に前向きである。決して仮説検定や記述的ではない。ほとんどの健康サービス評価はこのタイプであり，プログラムは興味の対象である「介入」となる。

C. 介入指向型の健康サービス研究の主な到達目標

　介入を伴う実験的・準実験的研究では以下のことを調べるのが目的である。
① その成果は本当にその介入のため起こったと立証されるか。
　　内的妥当性の問題に関係する。
② その状況で得た成果は他の状況でもどの程度まで当てはまり一般化できるか。
　　外的妥当性の問題に関係する。

2. 介入指向型研究デザインのいろいろ

　介入指向型のデザインは，介入と観察の時間的関係や無作為化の有無などによりいくつかの種類に分類される。以下に示すのはCampbellとStanleyによる分類で，健康サービス研究ではよく用いられるものである。なお，図中の「O」は観察，「X」は介入，「R」は無作為化割り付けを表し

ている。

A. 前実験的デザイン
1) 1回のみの症例研究 one shot case study
   X O
  介入群の結果のみ観察するもので，試験的研究 pilot study で測定すべき事象を知るために試しで行われる。
2) 1群のみの前後観察あり one-group-pre-post
   O X O
  前後の変化が問題となる時の試験的研究である。
3) 2群による後観察のみ two-group post
   X O
     O
  比較群を設けているが，その結果は研究観察前よりすでに持っているかもしれず，介入前の状態はわからない。

B. 実験的デザイン
4) 前後観察と対照群あり pre-post control group
   R O X O
   R O O
  通常の無作為化比較対照試験 Randomized Control Trial（RCT）である。前後観察にて変化を見ているので介入の効果が直接見られる。
5) ソロモン4群 Solomon four group
   R O X O
   R O O
   R   X O
   R   O
  もっとも厳密な研究方法である。観察の結果が介入前の検査測定によ

る影響を受けていないか、も知ることができる。

C. 準実験的デザイン

6) 時系列 time series

   O O O X O O O

  時間経過を追って介入の前後で観察することで，介入の影響か自然経過かを判断する。

7) 非等質対照あり non-equivalent control

   O X O
   O   O

  無作為化していない以外はRCTと同じである。前後変化として判断できる。

8) 複式時系列 multiple time series

   O O O X O O O
   O O O   O O O

  時間的経過による変化と介入の効果を区別して判断できる。

9) 施設循環 institutional cycle（「つなぎ合わせ」"patched up"）

   X O
    O X O
      O X O

  参入群を次々に追加していくが，最初は対照群として扱い，次の群が参入すると立場を変えて介入群となることで，全体としては介入群と対照群の数と特質が同じになる。成熟（後述）の問題がない時には有用である。

3. 無作為化の利点と欠点

無作為化割り付け（無作為化抽出と区別すること！「EBMがわかる疫学

と臨床判断」参照）は調査研究対象者の性別や年齢などの特質を均等にするのに有効な手段であるが，かならずしも無作為化が可能であるとはかぎらない。その場合は適切な準実験的方法が用いられる。ここでは無作為化の利点と欠点を確認する。

① 利点
・介入群と非介入（対照）群との相違は実際に唯一介入そのものとなる見込みが高く強力な手段である。
・現れる効果がわずかなものとなりそうな時には特に重要で分析が容易となる。

② 欠点
・対照群ではみすみす「治療または処置」が差し控えられるということになり倫理上の懸念がある。
・現実世界の設定では，患者またはサービス利用者やその提供者が快く参加しないかもしれないという問題が生じる。
・実行するには経費がかかりうる。

4. 介入指向型調査・評価の内的妥当性に対する脅威
threats for internal validity

　介入群と対照群とが確かに異なった結果となるという内的妥当性（詳しくは「EBMがわかる疫学と臨床判断」参照）がいつも成り立つとはかぎらず，判定を誤らせるような要因が介在する場合がある。この妥当性を脅かす要因には以下のものがあるが，これを最小限にするためにはその要因の有無をひとつひとつ検討して適切な研究デザインを選択するか，その要因を理解し承知したうえで解析や解釈をする必要がある。

① 変遷 history
　　研究期間中に介入と関係ない出来事が起こる。（たとえば，他の競合的プログラムを受ける。）

② 成熟 maturation
　　時間の経過とともに研究集団の間で系統的な変化が自然に起こる。（たとえば，参加者が年をとることにより検査値が変わる。）
③ 検査実施 testing
　　検査や面接，あるいはその他の測定手法を適用することで，研究参加者の間に別の効果が生じる。（たとえば，対象者が「検査通（試験慣れ）test savvy」となる。）
④ 計測法 instrumentation
　　使用された検査や面接，測定手法が連続して適用する間に変化する。（たとえば，面接者が毎回面接の方法や態度を変えたり，面接者が変わることで手順が変わったりする。）
⑤ 統計的回帰 statistical regression
　　もしその研究集団がある素質（検査値など）が母集団全体より上方あるいは下方にあるという理由で選ばれたとしたら，この「はずれ値」は研究の経過中にひとりでに平均に向かって「回帰（復帰）」していく傾向を持つ。（たとえば，コレステロール値が高い患者は低い者よりも平均値に近づいていく傾向にある。）
⑥ 選択バイアス selection bias
　　無作為化によらずに比較群を選んだ時には，この群は研究成果に影響するような要因や特質が介入群と異なるかもしれない。（たとえば，比較群は介入群に比べ本質的により健康的である。）
⑦ 消耗または実験中断 attrition or experimental mortality
　　ある群あるいはもう一方の群（つまり，介入または比較群）にある人々はその経過中にえてして研究やプログラムより脱落しがちである。（たとえば，より健康な人々は単に介入プログラムが彼らにそぐわないと感じるだけのためにそれから脱落する。）
⑧ 選択相互作用 selection interaction
　　　　選択－成熟間 selection － maturation
　　　　選択－変遷間 selection － history
　　開始時には比較群は介入群と異ならないけれども，どちらかの群のメ

ンバーの持ついくつかの特性が成熟や変遷の効果により感受性を増すように相互に作用しあう。(たとえば,比較群では何もプログラムを受けていないために実験群より競合的なプログラムに参加しそうである。)

5. 介入指向型研究・評価の外的妥当性に対する脅威
threats for external validity

内的妥当性と同様に,標本集団と母集団,あるいは他の設定でも同じ結果になるという外的妥当性を脅かす要因がある。

① 検査一処置相互作用 testing ― treatment interaction
　　測定が繰り返し実施された時に,このこと自体が,介入が作用するかどうかの結果に影響力を持つ。(たとえば,患者が実際にプログラムからではなく質問票や面接者から学んだ時。)

② 選択一処置相互作用 selection ― treatment interaction
　　その成果が,研究集団として選ばれた人口集団にのみ関係する。(たとえば,全国的ではなく,東京でのみ当てはまる時。)

③ 反応的効果または状況的効果 reactive effects or situational effects
　　研究そのものが関連する複合的な要因が成果に影響するかもしれない場合。(たとえば,もし対象者が研究に参加していると意識しているなら,もっといっしょうけいめいに努力してみようとするかもしれない。これはホーソン効果 Hawthorne effect として知られている。)

④ 複合処置効果 multiple treatment effects
　　その成果が介入のみならず,特定の場面設定において実験群あるいは比較群が受けていた他の「隠された処置」によるような場合。(たとえば,東京でそのプログラムがうまくいった理由がその地域における他の支援的なプログラムのためである時。)

第5章　測定の信頼性と妥当性

1. 測定の基本

　測定とは，多くの場合で，数値を当てはめることにより，物や概念，事象を分類し，または描写する過程である，と定義される。つまり，ある事柄を表現したり分類したりするために数値などを用いることである。

　測定には次の4つの水準がある。
1) 名義尺度 nominal scale
　　2つないしそれ以上の相互排他的なグループへ分類する基準である。
2) 順序尺度 ordinal scale
　　測定された特性の量が異なるグループへ分類する基準である。
3) 間隔尺度 interval scale
　　測定値の量と配列が異なるグループで，順序に意味があり一定の間隔がある基準である。しかし，原点はない。つまり，距離があるがゼロはない。
4) 比尺度 ratio scale
　　配列に意味があり一定であるばかりでなく，真のゼロ点あるいは原点がある。

　名義尺度と順序尺度は質的データの場合で，名義尺度ではそれぞれの分類は上下や前後といった差がない（たとえば，居住地）。これに対して順序尺度は分類されたそれぞれのグループ同士が前後などの差を持つがその差に距離がない（たとえば，重症度を軽度，中等度，重度としても中等度は軽度の2倍，重度は3倍重症であるといった量的意味がない）。一方，量的データが示すのが間隔尺度と比尺度である。間隔尺度はいわゆる相対量であり，基準点が異なれば数値が変わりうるものである。比尺度は絶対的な数値である。量的データのほとんどは比尺度であり，間隔尺度はむしろ質

的データを数量化したときに生じることが多い。また，数量データは個数のような整数で表されるか小数点以下の数値も取りうるかで，離散変量と連続変量にも分けられる。(「EBMがわかる疫学と臨床判断」参照)

2. 指標 indexes と尺度 scales

尺度と似ているものに指標がある。尺度が計測された量を示す物差しであり単一の単位を持つのに対して，指標は率や比，相対頻度といった量を組み合わせた頻度で複合単位を持つ。また，点数 score は決まった単位を持たずに多次元的でしばしば同じ1点でも意味が異なるのに対して，尺度は一次元的である。尺度と指標には次の特徴がある。
1) 両者とも累積的あるいは合成的な計測である。つまり，四算演算が可能である。
2) 両者とも順序的計測を示す。つまり，大小関係がある。
3) 累積的計測は以下の理由で用いられる。
    a) 一側面のみでは複雑な現象を測ることが困難である。
    b) 「すべての卵をひとつのかごに入れる（判定解釈をひとつの計測でしてしまう）」のが危険である。
    c) 多成分よりなる計測で分析することがその成分すべてについてひとつひとつ分析することより節約になる。
    d) より妥当性が大きくなるのでより説明する力が大きくなる。

3. 測定の信頼性

測定の信頼性とは，反復して用いた際に安定して一貫した結果が得られるかということについての測定技法に対する信頼の度合い，と定義される。それ故に，信頼性はその測定技法を繰り返し用いた際に同じ測定値が得られるという確率を示す。

反復測定の際にその値が変動する理由としては以下のものが考えられる。
1) 偶然または非系統的事象
2) 系統的な不一致
3) 測定されている原事象（根元的な出来事）が実際に変化する場合

信頼性に対して「非系統的」脅威となる原因には以下のものがある。
1) 対象者信頼性 subject reliability
    研究対象者による要因（たとえば，患者の疲労，気分）
2) 観察者信頼性 observer reliability
    観察者や判定者，面接者による要因（たとえば，面接者の能力，異なる意見）
3) 状況的信頼性 situational reliability
    測定が行われた状態（たとえば，診療所が忙しい日，新たな運用）
4) 計測法信頼性 instrument reliability
    研究で使用した計測法または測定判定そのもの（たとえば，表現が乏しい設問，装置の機械的な癖）
5) データ処理信頼性 data processing reliability
    データを扱う手段（たとえば，誤入力）

これらのうち，観察者および計測法信頼性を検証する主な方法をいくつか紹介する。

A. 観察者検定
1) 観察者間（異なる観察者間）
    同時点でひとり以上の観察者を比較する。（客観性）
2) 観察者内（同一観察者）
    異なった2つの時点で同じ者が行った測定を比較する。（精度）

B. 計測法検定
1) 測機器や質問票の同一時点での全体的「調和性 congruence」
   a) 折半（質問票を2つの部分に分割して実施）
   b) 短形式－長形式（2つの異なった長さ）
   c) 内的一貫性
      基本的に同じ設問を多少異なった手段で質問して比較する。
2) 検査－再検査
   2つ以上の異なった時点で同じ質問票を実施する。（測定値の真の変化に用心すること）

4. 測定の妥当性

　測定の妥当性とは，その測定による判定が測定しようと目論んでいることをいかに的確に示しているかという度合い，と定義される。妥当性は測定における系統的あるいは一定した誤差を反映する。ただし，「妥当性」という用語の一般的概念は単なる「測定に対する判定の妥当性」より広範囲であり，測定法使用の妥当性や，測定以外の研究の妥当性（内的妥当性，外的妥当性）を指していることもあるので注意を要する。
　測定の妥当性には以下の種類がある。
① 内容妥当性 content validity
　　その測定法に含まれた項目が問われたであろう質問の全体像を適切に表わしているかを示しており，次の2つが存在する。
　a) 外観妥当性 face validity
　　　測定結果や測定内容が「見たところ」明らかに論理的であると関係者によって一般的に受け容れられることである。（専門家妥当性 expert validity ともいう。）
　b) 抽出妥当性 sampling validity
　　　その測定法が測定されている特性の内容を代表する度合いのことである。言い換えれば，その測定法の項目が目的とする数ある特性

のうちから適切な範囲まで抽出されて網羅していることである。
② 基準関連妥当性 criterion validity
　新しい測定法がすでに受け容れられている測定法と一致するかを示しており，次の2つが存在する。
　a) 併存的妥当性 concurrent validity
　　　その測定法が同一時点で別の「至適基準 gold standard」となる測定法とよく相関する度合いである。
　b) 予測的妥当性 predictive validity
　　　その測定が何か将来の出来事（事象）について予測的であることを示す。つまり，その測定により得られたデータが将来の事象と関連があり予測のために利用できる程度である。
③ 構成概念妥当性 construct validity
　その測定法はそれの開発の元となった理論的概念と一貫性があるかを示すものである。これには次の2つが存在する。
　a) 収束的妥当性 convergent validity
　　　異なった測定法でも同じ特性を測る測定法間では相関関係が高くなければならないことを意味している。
　b) 識別的妥当性 discriminant validity
　　　同じような測定法でも異なった特性を測る測定法間では相関関係が低いか，存在してはならない。
　（因子分析は構成概念妥当性を評価する手段のひとつである。）

5. 測定の信頼性と妥当性の実際

　それでは，測定の信頼性と妥当性との間にはどのような関係があるのであろうか。まず，1) それらは密に相互依存的である。これは測定の精度と正確度ということもでき，互いに影響しあう。それをさらに述べると，2) 信頼性なくして妥当性はあり得ない。しかし逆に，3) 妥当性なくしても信頼性はあり得る。つまり，信頼性は測定の条件に左右されがちであるのに

対して，妥当性は測定法の本質に関わると言える。一般的に，測定の信頼性と妥当性の問題はCampbellとStanleyによる研究デザインの介入指向型調査・評価の内的妥当性に対する脅威で述べた「計測法instrumentation」の範疇で考えることができる。

　測定の信頼性と妥当性を実際に検証する際に考慮すべき要因には次のものがある。
1) その検定を実施するのにどのくらいの時間と費用がいるか。
2) 測定結果の相違がどのくらい小さいと期待されるか。
3) 過去に妥当性を検証された測定法を使用できるか。
4) 過去の測定法は自分の場面設定（対象集団）でうまく機能するか。

第6章　計画案作成

1. 計画案はなぜ必要か

　計画案 proposal とは，研究の設計図である。その構成は学術論文や報告書と似ている。読者の中には「いや，自分は学術雑誌に投稿するつもりはない」とか「報告書を提出する義務がない」と言う人もいるだろう。しかしそれでも戦略的な調査や評価には計画案は必要なのである。家やビルを建てる場合，あるいは機械を作る場合など，設計図なくして正しく実施することはできない。これと同じように，健康サービスの調査や評価においても実施の前に細部を点検し手順を考え全体像を把握するためにも計画案を作成することが推奨される。また，計画案を作ることでどの程度時間や費用がかかるかも予測することができる。また，スタッフ全員にも内容を徹底し役割を分担するのに役立つ。それ故に健康サービス研究では論文発表や報告書提出をしなくても計画案を作成することを常識としなくてはならない。

　計画案は通常，1）抄録，2）目的やねらい，3）意義や背景，4）仮説，5）方法，より構成される。抄録以外は本文の主体をなしている。

2. 抄録

　抄録とはそもそも何であるのか。これは端的に言えば，およそ半ページよりなる本文の手短な要約である。たいていの人は本文を直接読まずにまず抄録で研究の内容をおおまかに理解しようとする。そして，抄録の内容から本文を読むかどうか判断する。したがって，研究内容をよく伝えようとしている抄録でなければ興味を持ってくれないだろうし，スタッフも全

体を把握してくれない。つまり，抄録は研究の顔なのである。
　抄録に含まれるべきものとしては，1) 背景（調査研究を実施しようと考えた背景），2) 調査研究の目的または評価されるプログラムの目的，3) 研究デザイン，4) 方法，がある。もし論文として発表したり報告書として提出したりする場合にはこれに結果と考察（結果の解釈），あるいは結論が加わる。

3. 研究の特定したねらい

　その研究は何をねらって行われるのか，それにより何が知りたいのか，を述べる。健康サービス評価であれば，特にそのプログラムの主な到達目標，つまり，そのプログラムで何を達成しようとするのか，を述べる。これらは調査や評価しようとしている特定の目的，あるいは主な調査研究における疑問点として表現される。健康サービス研究においては，「研究は疑問で始まり，疑問で終わる」ことが大切である。なぜならば，本来，研究とは疑問を解決するために行われるものであるからである。そして，その研究により何が得られるかが明らかでなくてはならない。

4. 研究の意義や背景

A. 研究の意義
　健康サービス研究における「研究」とは研究者の興味で行われるというより，社会の求めにより社会の中に存在する問題を解決するために行われるものである，という認識に立って考えるべきである。したがって，その問題がどうして解決しなくてはならないか，その研究を行うことで社会にどのような影響を与えるか，その研究を行う意義を明らかにする必要がある。意義を考える際には次の観点に注意する。

1) その調査研究が科学発展に対してどのように社会的関連性を持つか理由づける。
2) 政策や社会福祉に対する社会的関連性を理由づける。
3) なぜその問題点や論争点が公衆衛生に対して重要であるか。
4) その研究は健康サービス研究の枠組みのどこに当てはまるか。

B. 研究の背景（または文献の批評）

次に，その研究を行おうと考えるに至った背景，あるいはどこまでのことがすでに行われ知られた上でその研究が行われるのか，動機は何であるかを明らかにする。この中には文献的な検討も含まれてくる。以下にその要点を述べる。
1) その論争点やこの種のプログラムについて何がすでにわかっているか。
2) 情報におけるギャップ（わかっていることとわからないこと）は何か。
3) 過去の関連する研究調査を記載する。
4) この調査研究の疑問点に答えることがどのようにして基礎知識を増すことになるか。
5) 実証的なプログラム評価がいかにして公共政策に貢献するであろうか。

5. 仮説

A. 調査研究計画の仮説

健康サービス調査（狭義の健康サービス研究）ではどのような仮説を検証しようとするのかを述べる。仮説は以下の事項に注意して記載する。
1) その問題点の解決に取りかかるために全体としてのどの課題に焦点を当てるか明らかにする。
2) その研究の概念的枠組みから仮説が設定される。
3) 変数間の何らかの関係を表す。

4) たいていの場合はその関係の方向性を定めて示す。
5) 検定が可能となるような言い方で述べられている。

B. プログラム評価の仮説

プログラム評価の場合の仮説は以下の点が異なる。
1) そのプログラムが設定された目的に合っている時には効果的であると言える。
2) プログラムが目的に合っていることが検証すべき事項となるので，プログラム評価においては通常は仮説（調査研究の場合のような）が述べられていない。

6. 方法

方法の項目には，1) 研究デザイン，2) 研究設定と対象集団，3) 変数と測定，4) データの出所，5) 分析手法，6) 時間設定 time line，7) 倫理的配慮，8) その他の配慮，9) 研究上の制約，といった内容が含まれる。

A. 研究デザイン

研究デザインで明確にすべきことは以下の事項である。
1) 実験的か準実験的か。
2) Campbell と Stanley による表記法にしたがってそのデザインを示す。
3) 観察と介入の関係を示す。
4) 観察はいつどのようにするか，その数と時期を示す。

B. 研究設定 setting

調査や評価に参加させる対象の設定について次の事項を考慮して記載す

る。
1) 研究の対象集団
　　受診した集団なのか，地域住民や職域集団なのか，その集団の人口統計学的特質を含めて記述する。その対象集団は単独の施設から抽出したのか多施設かも記す。標本数も決定していれば加える。
2) 分子あるいは分母に含まれる基準 criteria
　　指標の分子（つまり標本集団）に選択する基準が何か，分母とする集団（つまり母集団）の基準は何かを述べる。時には除外する基準のこともある。
3) 標本抽出の構成や実行可能な無作為化抽出法
　　どのような手順で標本抽出をするか，対象者をどのようにして無作為的に抽出することが考えられるかを記す。ただし，ここで言う「無作為化」は研究デザインで述べた対象者選択後の無作為割り付けではなく，対象者を集団からどのように無作為に選択するかである。（詳しくは実態調査研究の章を参照）

C. 変数と測定

ここでは何をどのように測定するかを明らかにする。
1) 独立，従属，介在の各変数
2) 測定値を得るための構成，定義および手段（つまり，実施する測定法とそれらの組み合わせについて）
3) 変数の関係を示す理論的モデル

D. データの出所

これは測定法とも関係するが，どのような手段や素材から測定データを得るかを記す。
1) 一次データか二次データか，またはそれらの合成か。
2) 各変数を引き出すためにどのようなデータを使用するつもりか。

3) どのようにデータが収集されるだろうか。面接か，郵送による実態調査か，診療録の抜粋か，など。
4) 用いられる調査手段を明確にする。

E. 分析手法

得られたデータをどう処理してどのように分析を進めて結果を得るのか明らかにする。
1) 収集したデータで何をするつもりか。
2) カイ自乗か，t検定か，あるいは別の統計手法で比較するのか。
3) 多変量解析を実施する予定があるのか。
4) 測定の信頼性と妥当性を評価するのにどのような分析を用いるつもりか。
5) 標本サイズを決定するために検出力をどう算定するか。

F. 時間設定

調査や評価の全体的な実施予定を月単位で項目ごとに以下の手順で作成する。
1) 作業進行表を作る。
2) 時間経過にしたがって作業を配置する。
3) 各項目の完了目標時期や発表時期を設定する。
4) だれがどの作業を実行するつもりか示す。
5) 組織ごとのチャート（もしも規模が大きい研究チームなら）を作成する。

G. 倫理的配慮

人間を対象とした研究で忘れてはならないのが正しい情報を与えて決定権を本人に委ねること，すなわちインフォームド・コンセントである。計

画案では倫理委員会の設置と機能を明らかにし，同意書の見本を付記しておく。同意書には次の項目が網羅されている必要がある。
1) 研究の意図は何か。
2) その研究に対象者として選ばれたのはなぜか。
3) 可能性のある危険と利益は何か。
4) 現在受けている保健サービスや医療行為は参加を拒否しても以前と同じように受けられることを保証する。
5) いつでも中断できることを保証する。
(同意書の書式については拙著「EBM がわかる疫学と臨床判断」を参照のこと)

H. その他の配慮

その他に調査や評価を実際行い研究組織を運営していくうえで必要となる以下の事項についてもできるだけ詳しく記す。確定できないものは概算でもよい。
1) 人員・資源配置（ロジスティックス）
研究チームの資格，組織の資源など
2) 予算とその他の資源必要条件
人員，備品や器材，コンピューター使用時間，旅費など

I. 研究上の制約

研究のデザインや実施のうえで生じうる制約事項や条件をすべて列記する。これらは結果の分析や解釈の際に考慮しなくてはならない。
1) Campbell と Stanley が示した内的妥当性に対する脅威についてすべて考慮する。
2) 同じく外的妥当性に対する脅威についてすべて考慮する。
3) 測定に関する制約は何か記載する。
4) 対象集団に起因する制約は何か記載する。

7. 要約

　抄録ですでに研究の全体像を示しているが，もし必要ならばこの研究が行うに値する，あるいは行うのに正当な理由がある旨を強調するためにさらに要約を付記する。この要約は次の内容が含まれる。
1) 研究を概説する。
2) もしあれば方法論的な独自性を強調する。
3) この研究で何がなされるべきか。科学的知見に何を付け加えたか。その研究に資金を提供した機関に何をもたらしたか。
4) 計画案で提示され編成を予定している研究チームでこのプロジェクトを行うことが正当である理由を強調する。

第7章　実態調査研究

1. 実態調査とは何か

　実態調査とは，必要な情報を発掘するために文字通り実態を調べることである。しかし，ただ漠然と手当たり次第に適当に調べるのではない。実態の調査が「実態調査」となるには次の条件が必要である。
1) 科学的方法論に基づいている。
2) 個人よりデータを収集する。
3) 通常は大きな母集団より標本集団を抽出して行う。(全数調査でない。)
4) 記述，探査，説明を目的に実施する。

　よい実態調査研究の性質は，1) 系統的，体系的，2) 公明正大，3) 代表的（母集団を代表する），4) 理論に基づき，5) 計量的，6) 自己統制的，7) 時節的，8) 反復可能，であることである。

　実態調査の種類には，1) 横断的調査，2) 縦断的調査，3) 動向（あるいは傾向）調査，4) 時間コゥホート（たとえば，異なった年の同じ年齢層），5) パネル（複数の同一対象者に定期的に），がある。

2. 標本抽出

A. 全般的な標本抽出の問題点

　標本抽出に際しては以下の事項が一般的に考慮されなければならない。
1) 基本法則：すべての個人は等しく選択される機会を持たねばならない。
2) 国勢調査よりもっと正確なデータとなるかもしれない。
3) もし母集団の全員が確認されるのなら，標本抽出は不要となるだろう。

4) 関心のある集団全体に一般化できる標本にねらいを定める。

B. 標本抽出のいくつかの定義
標本抽出に関係する用語の定義としては以下のものがある。
1) 構成要素 element：データが収集される単位（抽出単位 sampling unit）
2) 全集団 universe：すべての構成要素の集合
3) 調査母集団 survey population：標本を抜き出した母集団
4) 抽出枠 sampling frame：全集団より構成要素を選ぶ際に用いる実際の構成要素の一覧表

C. 確率標本抽出法
① 単純無作為抽出 single random sampling
　乱数発生機や電話帳などを用いて無作為に数を抜き出す。
② 系統的抽出 systematic sampling
　一覧表の各構成要素から各「X番目」の構成要素を選ぶ。ただし，一覧表が元から「周期的」でないのを確認すること。
③ 層別抽出 stratified sampling
　単純無作為抽出と同じである。ただし，あらかじめ特定の層に分けられたグループの中から選ぶ。また，異質性（不均一性）が保証されなければならない。
④ 多段階抽出 multi-stage sampling
　構成要素の群れ cluster をまず選ぶ（たとえば，学区，受診医師）。それから，構成要素を選ぶ（たとえば，生徒，受診患者）。

D. 非確率標本抽出法
① 有意あるいは判定的選択 purposive or judgmental selection
　代表する構成単位の知識・経験に基づいた推測より選ぶ。つまり，母

集団の特性を最もよく表していると知識や経験より推測して選ぶ。
② 割り当て抽出 quota sampling
　以前に行われた調査で割り当てられた数と同じ構成になるように，いかなる方法を用いてでも随意に選択する。
③ 入手可能対象者抽出 available subject sampling
　データの入手が可能ならだれでも用いることとする。

3. 標本サイズへの配慮

A. 標本サイズを決定する主な概念

　実態調査を行うに先だってどのくらいの人数を調査の対象とするかを決めなくては，調査の規模や実施計画が定まらない。この対象者の数を標本サイズという。標本サイズを決定するに際して主に配慮することは，標本抽出の観点から推定の過程において可変性の標本誤差 sampling error（標準誤差 standard error と同じ）を最小限にするために十分大きな例数を対象とすることである。標本誤差を減少させるには，標本サイズ（分母）を増やすか，データ収集過程で生じる偶然誤差 random error を最小限にすればよい。
　標準誤差は次の式で与えられる。

$$標準誤差 = \frac{標準偏差}{\sqrt{標本数}}$$

　この式にある標準偏差は，抽出予定の標本集団でデータがどの程度ばらつくと予想されるか，で決定される。そして標本抽出の際に各標本におけるそのデータの平均がばらつく様子を標本分布という。つまり，平均値を代表させて標本のばらつきを表していることになる。標本分布は標本サイズが十分に大きいと正規分布に近づき，その分散は標準誤差の自乗となる。もし，抽出した標本の平均が（期待される平均）$\pm 2.56 \times$（標準誤差）の

範囲にあれば，その平均は標本分布全体の約99％以内にはいっていることになる。言い換えれば，その標本の平均は99％の確率でその範囲のどこかにある，ということができる。同様に，(期待される平均) ±1.96×(標準誤差) なら約95％，(期待される平均) ±1×(標準誤差) なら約68％となる。パーセンテージを大きくとれば期待した平均よりかなり離れた値も採用することになり，小さくするとそのような平均を持つ抽出標本は限られたものになる。通常は95％を用いるが，標準誤差の式でわかるように標本サイズが大きくなるにしたがいこの範囲は狭くなる。

表4 データ分布と標本分布の関係

	データ分布	標本分布
構成要素(横軸)	個人のデータ	各標本の平均値
全体	1つの標本集団	母集団
中央値	データの平均(標本平均)	母平均
ばらつきの指標	標準偏差	標準誤差

B. 結果の差

調査や評価において最も関心があることは結果の差である。これには介入の前後差やグループ間の差などが考えられる。それでは，研究に際してどのような差を期待するのだろうか。

実験的デザイン（準実験的デザインも含む）においては，実験群と対照群の間の効果（または差）を決定するということに特別な関心が払われる。効果の大きさeffect sizeは仮説として設けられた群間の差を本質的に反映するが，これはこの種のデザインでは標本サイズを計算するための基礎をなしている。

C. 第Ⅰ種および第Ⅱ種の過誤

仮説検定の際に生じる誤差は標本抽出の精度や正確度にも反映される。

第Ⅰ種の過誤は帰無仮説が実際は真である時に誤ってその仮説を棄却することで生じる確率（α）で有意水準に等しく，平均のばらつきを反映する。第Ⅱ種の過誤はその逆と言える。つまり，帰無仮説が実際に偽である時にそれを棄却できないこと確率（β）で，$(1-\beta)$ は検出力，つまり棄却できる能力となる。本来，より大きな標本より得られた推測はより信頼性がある（偶然による標本抽出のばらつきがより少ない）ために，標本サイズが増大すると第Ⅰ種ならびに第Ⅱ種の過誤の確率は低下する。

D. 研究デザインに基づいた標本サイズ概算のための判定基準（Aday）

　目的：仮説を検定するため
　枠組み：検出力分析
　段階：
1) 主要な研究仮説を明確にする。
2) t検定やF検定，カイ自乗検定といった研究仮説の統計学的検定法を決定する。
3) 関心のある母集団や下位集団 subgroup を選ぶ（研究仮説やデザインを基に）。
4) どのような差を仮説として期待するのかを示す。
5) その差の標準偏差を概算する。
6) 効果の大きさを計算する（この場合は平均の差の値）。
7) 帰無仮説が真である時にそれを棄却する際の過誤の許容水準（α）を決める（これは通常では0.05に設定される）。
8) 帰無仮説が偽である時にそれを棄却するための検出力の望ましい水準を決める（これは通常では0.80に設定される）。
9) 研究の仮定に基づいて，標本サイズを計算する。

（なお，詳しい計算式については「EBMがわかる疫学と臨床判断」を参照のこと）

E. 主要な研究仮説の例

ある治療を受けて包括的な健康指標の測定で示される健康状態が改善した患者の割合はその治療を受けずに改善した患者の割合と異ならないであろう。

帰無仮説
　　　　Ho　P1 － P2 ＝ 0
対立仮説
　　　　Ha　P1 － P2 ≠ 0

F. 統計学的検定法の決定

標本サイズの計算は研究デザインと仮説を検定するのに使われる統計学的検定法に依存している。いくつかの成果が得られる可能性があり、それぞれは異なった統計学的検定法を使用して決定される。その成果に従って、異なった標本サイズが求められることになるだろう。通常は求めるものが数値なのか比率なのか、標本サイズがどのくらいとなるか、で決まってくる。

G. 母集団を反映して標本データに重みを付ける

標本全体のサイズを増加させないで十分な個数を確保するために異なった比率で母集団内のいくつかの下位集団より標本抽出したいと思う場合があるかもしれない。このような場合には、標本集団が抜き出した元の母集団に似ているようにするために重み付けすることができる。文字通りに重み付けは、標本集団の分布が母集団の実際の分布に全体から見てより近似するように、統計学的操作により他より多いか少ない重みをいくつかのグループに割り当てるという過程をとる。

```
┌─────────────────────────────────────────────────┐
│        注意深く標準化された物的刺激              │
│           (つまり、質問)                         │
│  ┌─────┐ ──────────────────────→ ┌─────┐        │
│  │面接者│                         │応答者│        │
│  └─────┘ ←────────────────────── └─────┘        │
│     研究者が定めた標準化された形式               │
│     で言い表した反応(つまり回答)                 │
└─────────────────────────────────────────────────┘
```

図7　伝統的な実態調査のモデル

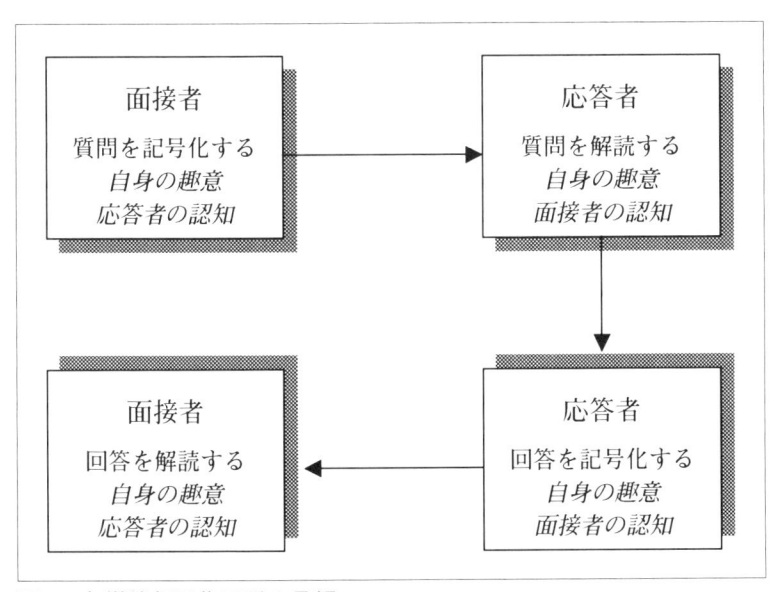

```
┌──────────────┐         ┌──────────────┐
│  面接者      │         │  応答者      │
│ 質問を記号化する│────────→│ 質問を解読する│
│  自身の趣意  │         │  自身の趣意  │
│ 応答者の認知 │         │ 面接者の認知 │
└──────────────┘         └──────────────┘
                                │
                                ↓
┌──────────────┐         ┌──────────────┐
│  面接者      │         │  応答者      │
│ 回答を解読する│←────────│ 回答を記号化する│
│  自身の趣意  │         │  自身の趣意  │
│ 応答者の認知 │         │ 面接者の認知 │
└──────────────┘         └──────────────┘
```

図8　象徴的相互作用説の見解

4. データ収集の方法

A. データ収集方法の種類

データは観察者が直接観察するか対象者に回答させることで得るが，実態調査のようにある程度の規模になると，時間や費用の関係もあって，身体計測や臨床検査によるよりも質問票などを用いた対象者の報告により調査することが主体となる。このようなデータの収集方法には以下のようなものがある。

1) 自己管理的（自記式）

　回答するかどうか，それを実施者の手元にもどすかどうか，は対象者の意志次第である。この場合には次のいずれかの方法を用いる。
　1) 個別に対象者に質問票などを手渡して回答してもらい後ほど回収する。
　2) 郵送により配布して回答後に返送してもらう。
　3) グループごとに配り後日回収する（集合調査）。

2) 面接者管理的

　直接面接者が対象者と接触を持ってその場で回答してもらう。1対1で対応するので回収率はよい。以下の方法を用いる。
　1) 電話により個別に回答してもらう。
　2) 面接者が自分から対象者と会って回答してもらう戸別訪問の形式を用いる。

3) 組み合わせ

　前2者を組み合わせた方法である。
　1) 面接者による指示を伴った自己管理的方法
　2) 電話でのフォローアップを伴った郵送式方法
　3) 自己管理の区分を埋め込んだ面接者管理的方法（直接手渡して後日戸別訪問して回収する留置調査の方法）

B. 方法選択の要因

実際にどの方法を選択するかは次のような要因で決定される。
1) 調査対象集団の特性
   1) 読解能力の程度はどれくらいか。
   2) その調査方法が行える身体的および精神的能力を備えているか。
   3) 調査に対する熱意があるか。
2) 標本集団へのアクセス
   1) 所在地の分布や範囲はどの程度であるか。
   2) データ収集に利用できる時間はどれほどか。
   3) 利用できるインフラストラクチャー（電話，郵便サービスなど）は何か。
3) 研究集団についての情報の入手可能性
   1) 電話番号は手に入るか。
   2) 住所は完全か。
   3) 追跡情報は入手できるか。
4) 実態調査の目的
   1) 質問が複雑ではないか。
   2) 報告する手間がわずらわしくないか。
   3) 話題に対して敏感に反応するか。
5) 設問形式
   1) 自由回答式 open-ended 設問か。数字記入形式か。文章記述式か。
   2) 選択肢回答式 closed-ended 設問か。二者択一式（はい／いいえ）か。多項選択式 multiple choice か。評定尺度（リッカート尺度 Likert scale）によるものか。
6) 期待される回収率

　目安としてフォローアップのない郵送調査なら30％，郵便でフォローアップをする郵送調査なら50％，電話でフォローアップをする郵送調査なら70％から80％と考える。

5. 質問票の作成

A. 質問設定のためのSudmanのガイドライン
以下のガイドラインは質問を作成するうえの心得である。
1) 自分の調査研究上の疑問を熟考するまで特定の目的を持つ質問を書きたい衝動を抑えること。
2) 自分の調査研究上の疑問を書き出して，質問票を作成している時にはそれを手元に置いておくこと。
3) 質問を作る時にはいつも以下のことを自分自身に問うこと。
「どうして自分はこれを知りたいのだろうか。」
「その質問はどのように調査研究上の疑問に答える助けになるだろうか。」

B. 設問形式の決定
考えられる質問内容を羅列してみたら，次にはどのような質問形式にするか，つまり，自由回答形式か選択肢回答形式かを選ぶ。その決定には次の基準を考慮する。
1) 調べる情報の種類
　　事実を知るためか，あるいは意見や態度を知りたいのか。それとも探査的な予備調査としてなのか。
2) 情報の複雑さまたは報告する手間のわずらわしさ
3) 実現可能性
　　ありうる回答の範囲（長さ，多さ）はどの程度か。記号化することは可能か。標本サイズはどのくらいか（対象者が多いと自由回答では入力時間や手間がかかる）。データ収集方法はどのようにするつもりか。

C. 自由回答形式の質問項目の利点
1) 予期しない回答が得られる可能性がある。
2) 回答者の本当の見解がもっとよく記されるかもしれない。
3) 回答者が自分自身の言葉で回答できる。
4) 回答が長いものになりそうな時には適切である。

D. 選択肢回答形式の質問項目の利点
1) 回答する手間がより少ない。
2) その回答の解釈がより容易である。
3) まれな回答を避けられる。

E. 質問票の内容に対する注意
　質問一問一問ではなく，ひとつのまとまりある質問票全体の内容について以下の事を注意しておかなくてはならない。
1) すでに使われていて他の者が（妥当性や信頼性などを）検定した適切な尺度や指標，質問票を探し出す。
　　確立された既存の質問票で利用できるものはないか，自分の作った質問票と類似しているものはないか，探し出してみる。このようなものとしては，たとえば，健康状態尺度 Health status scales，生活の質 quality of life，精神的健康状態 mental health status，健康サービスの利用度 health services utilization，満足度評価 satisfaction rating の質問票などが多種存在している。
2) いくつかのものをひとつの質問票に合成できるか検討する。
3) 著作権のある測定法には注意する。

F. 質問文の作成
　質問項目の内容が決まれば，以下を考慮して実際に質問文を作ってみる。

1) 回答者が答えやすいように十分に質問を下書きするべきである。
2) 質問はどの回答者にとっても同じ意味にとられるようにする。
3) 適切な回答が何であるべきか回答者が読みとれるようにする。
質問文を作成するうえでよくある落とし穴には以下のものがある。
1) 不完全な言い回し（ワーディングwording質問紙での言葉遣いや言い回し）
質問は言葉どおりに読むことができるように完全なものでなければならない。
　　悪い例：年齢？
より良い例：最も近い誕生日で何歳になりましたか。
2) あいまいな言い回し
漠然とした一般的な質問では漠然とした一般的な回答しか得られない。
　　悪い例：近所のことで何が最も気に入っていますか？
　（回答）家並みや住人，公園といったこと何でも興味あります。
3) 難しい言葉の使用
難しい言葉を使うと回答者に誤った意味を伝える危険性がある。
　　例：テレビ番組は政治に対して不偏不党であると思いますか？
　　　56人の回答者のうち
　　　　26人は正しく「不偏不党」を公平と解釈した
　　　　10人はその言葉をまったく見落とした
　　　　9人は「政治について多くの時間を費やしすぎている傾向にある」という意味だと考えた
　　　　5人は不正または偏っているという意味と考えた
　　　　2人は政治にあまり時間をかけていないという意味と考えた
　　　　7人は考えがうかばなかった
4) 不備な質問構成
　　悪い例：あなたの近所のいろいろな特徴について大変よい，よい，まあまあ，悪いというように点数をつけてもらいたいと思います。読んだのにしたがってそれぞれの項目について注意深く考えてください。
　　　　　公立学校，　公園，　その他

より良い例：あなたの近所のいろいろな特徴に点数をつけるようにお願いいたします。回答にあたって注意深く考えてもらいたいと思います。
公立学校はどのような点数をつけますか。
大変よい，よい，まあまあ，悪いのどれにしますか。
公園はどのような点数をつけますか。
大変よい，よい，まあまあ，悪いのどれにしますか。

5) 定義があやふやな用語の使用（難しい言葉と似ている）
悪い例：過去何回あなたの健康について医療者と会ったり話したりしましたか。
（回答者）医療者とは何ですか。会ったり話したりとは電話での会話や看護婦や他の職種の人のところを訪ねたりしたのを含みますか。
より良い例：医療者を訪問したり医学上の助言を医療者から受けたりしたことをおたずねいたします。この場合，医師の他に看護婦や理学療法士といった医師のもとで診療所や病院で働く専門職すべてを対象とします。過去何回あなたの健康について診療所や病院で医療者と会ったり話したりしましたか。

6) 一度に複数以上の質問をする
悪い例：あなたは何か見るか聞くかしましたか。
より良い例：あなたは何か見ましたか。
あなたは何か聞きましたか。
悪い例：来週の火曜日には誰に投票しようと考えていますか。
より良い例：あなたは来週の火曜日に投票に行きますか。
誰に投票しようと考えていますか。

7) 否定文やひっかけのような二重否定文
悪い例：保守派は政府に非協力的であるべきでないという意見についてあなたの見解はどのようなものですか。
より良い例：保守派は政府に協力的であるべきだという意見についてあなたの見解はどのようなものですか。

ひっかけ：教師は講堂で学生を監督するように求められるべきではない。
　　　　　　そう思う，　そう思わない
　より良い例：教師は講堂で学生を監督するように求められるべきである。
　　　　　　そう思う，　そう思わない
G．質問票の組立て
　個々の質問文を作成したら，次にそれらを質問票に組み立てる。その手順と注意点は以下のとおりである。
1) 項目の順序
　　a) 自己管理的
　　　回答者の関心や興味を捕らえるように配置する。
　　b) 面接者管理的
　　　質問や回答形式により実施しやすいように考慮する。また，面接者が知るべき情報を優先する。
2) 理想的な長さ
　　a) 自己管理的：15から20分
　　b) 面接者管理的：20から30分
3) テスト
　　a) まずひとりで声にだして読む。
　　b) 協力者や友人の前で声にだして読む。
　　c) 2，3人の他の者に自分でそれを埋めさせる。
4) 組織的な予備試験
　　a) 小さな標本集団（10ないし15人）を対象にして実施する。
　　b) 研究集団と類似した集団に実施する。
　　c) すべての研究手段を使用してみる。
　　d) 実施後に問題のある質問を検討する。

第8章 ケアの質

1. ケアの質を取り巻く諸問題

　最近の医療事故の多発や健康の権利に根ざすQOL（生活の質）向上への要求など，ケアの質に対する関心が高まってきている。それでは，そもそも医療や保健の質とは何を指しているのであろうか。ここにヘルスケアの質についての定義をいくつか紹介する。

　Donabedian
　　質とは規範となる行動に（提供者が）適合する度合いとして定義される。質が高いということは，ケアの過程に伴う利得と損失の間のバランスであると仮定すれば，それにより患者の福祉を最大とするものと期待されることである。

　Brook と Lohr
　　質とは提供されたケアの実際の成果と成し遂げられる可能性のある最良の成果との間の差である。

　Weiner
　　財政上ではないすべての測定は今日の米国におけるヘルスケアシステムの中では時には質的指標として見ることができる。

　このように質にはさまざまな定義があるものの，総じて言えば「達成可能な目標にどれだけ近づけるか」ということになるであろう。そもそもケアの質の概念は製品の品質保証の考え方に由来しているところがある。品質保証で製品を監視する目的は一定の質を維持することで，できた製品のばらつきが少ないことである。そのばらつきが狭くて欠陥品が少なく，目標としている完成品に近ければ近いほど良い品質であると言える。ヘルスケアの質も同様にばらつきが少なく，目標となるサービス近いものがいつも提供できた時に質が高いと言える。

それではなぜケアの質が重要となるのであろうか。その理由としては，①ヘルスケアを取り巻く環境が急激に変化してきており，②費用に対する圧力（コスト削減や支出の低下）が増すにつれ，その費用に見合うだけの質が確保されているかに関心が持たれてきている，ことにある。そこでヘルスケアの「価値」というものが支払い者と政策決定者から求められ，この価値の方程式が費用と質双方の次元より構成されるために質の情報が必要となってくる。そして，政策決定者，ケアの管理者や運営者，支払い者，サービスやケアの提供者，その利用者や患者といった人々がケアの質についての情報を必要とする。

2. ケアの質に関する健康サービス研究の進め方

A. ケアの質に関する健康サービス研究の目的
　ケアの質（QOC；Quality of Care）について健康サービス研究を行うのは以下の目的によるが，これに従って個々の研究の到達目標が設定される。
1) サービス提供者の業務遂行 performance を評価するため
　　実際のケアが目標どおりに遂行されたか評価する。
2) QOCに影響する要因を決定するため
　　どのような要因がケアの質を向上，または低下させるか知る。
3) 利用者集団内でのQOCを監視するため
　　利用者に対して実際に提供されているケアの質がどのような状況にあるか，その集団のデータを用いて監視する。
4) ヘルスケアシステムにおける変化の効果を評価するため
　　質の改善によりそのヘルスケアシステムがどのように変化してどのような効果をもたらしたかを評価する。

B. QOCの評価手順

QOCを評価することは「1-2-3のように（手順を踏めば）簡単」である。その手順は，
1) 質を定義し理想的な基準となる測定値（目標値）を設定する。
2) 興味の対象となる場面設定で供給されたケアを測定する。
3) 観察された測定値と理想的基準を比較する。

C. 質的保証・質的改善のサイクル

質的保証（QA；Quality Assurance）や質的改善（QI；Quality Improvement）はある組織が提供するケアの質を監視し改善するための形式の定まった6段階のプロセスよりなる。そのプロセスのサイクルは，
1) 改善が必要な問題点を明らかにする。
2) 質を判定する基準 criteria を確定する。
3) 質を計測するために興味の対象となる設定場所やサービス提供者，患者や利用者からデータを収集する。
4) 理想と一致していないと推測されたら，ケアを改善するために必要とされる変更点を明らかにする。
5) ヘルスケアの供給システムにその変更点を導入する。
6) 変更点の影響力を監視するために第3段階に戻る。

3. 質の測定

A. 質の測定への取り組み方

ヘルスケアのどのような質を測定するかはDonabedianが提唱したヘルスケアの構造，過程，成果の3つの次元より考えるとわかりやすい。
1) ケアの構造
　　施設設備，サービス提供者の資格や認定状況，資源の入手可能性や適

切さ，など
2) ケアの過程

　　サービス提供者による業務基準の厳守，ケアの適正さ，患者や人口集団のサービス利用の適切さ，ケアや検診へのアクセスの容易さ，など
3) ケアの成果

　　患者の機能や健康状態，生活の質，有害な出来事や見張り事象 sentinel event（予防や治療可能にもかかわらず起こってしまう出来事や疾病で，ケアの質改善が必要であることを示す警告となるもの），死亡率や寿命，予防や疾病の回避の程度，有病率，患者満足度や患者中心度，など

B. 過程測定と成果測定の比較

　品質保証においては工程管理に重要な意味があるように，ケアの質的保証においても過程の測定と管理が重要となる。しかし，品質においては製品の出来映えもまた大切な要素であるように，ケアの成果も無視できない要素である。そこで，ケアの質における過程と成果の測定の特徴を述べてみる。

1) 利点
① 過程
　　a) 詳細について述べるのがより容易である。
　　b) 判定基準の典拠が示されうる。
　　c) 「信用」や「責任」の所在がわかる。
② 成果
　　a) 判断基準が独断的になるのを妨げる。
　　b) より費用の少ないケアを推進することができる。
　　c) 過程の主要な到達目標である。
2) 欠点
① 過程
　　a) 成果に対する判断基準の関係を検証することは困難かもしれない。
② 成果

a) どのくらい介入によるか,だれに責任があるか,詳細を述べにくい。
b) 成果の測定結果を得るにはあまりにも時間がかかるかもしれない。

表5 過程測定と成果測定の比較

基　準	過程測定	成果測定
内容妥当性	過程がよい成果を生じる証明が必要	リスク調整法が十分である証明が必要
外観妥当性	中等～高	高,特に集団で
時間経過	即時の結果	結果は長くかかるかもしれない
追加要件	過程が重要である証明　期待度の明確な限定	患者のリスクや他のケアとの相違について調整
臨床的検証	比較的容易	しばしば極度に困難
行動に対する有用性	変化は困難としても必要とされる行動は割と明確	必要とされる行動には更なる知識や分析を要するかもしれない
標本サイズ	より小さいかもしれない	成果がまれな場合（死亡や流行のように）より大きくなる傾向にある
データの必要性	データは通常利用しやすいが,しばしば診療録の抽出を要する	機能的成果についての基本ならびに追跡データはまれにしか入手できない
		リスク調整要因はしばしば手に入れにくい

4. データの収集

A. 分析の単位

　それではデータを収集し測定するのにあたって,どのような集団が分析の対象となるのだろうか。あるいはどのような集団が指標の分母,つまりは母集団となりうるのだろうか。考えられる単位には,①保険受給者集団,②地理的区域,③選ばれた疾病にかかりやすい人口集団（または患者集団）,

④個々のケア提供者，⑤治療をされた患者，⑥または治療を受けている患者やケア利用者，⑦ケア提供者組織や機構，医療団体，などがある。

B. 質に関するデータの出所

実際にデータを得るためには，どのような情報源や収集方法が適切であろうか。先に述べた構造，過程，成果に従って表にまとめてみる。

表6 測定の種類によるデータの出所

データの出所	測定の種類		
	構造	過程	成果
現場視察	○		
管理ファイル	○		
請求書／立ち会い		○	○
診療録		○	○
患者面接		○	○
集団実態調査		○	○

5. 基準のための根拠

ケアの質は得られた結果とあらかじめ定めた基準との比較により判定されることは前に述べたとおりである。それではこの基準は何を根拠にして定められるものであろうか。それぞれ測定する内容に従って考えてみよう。
1) ケアの過程または構造
　1) 規範的：同業者の判定や文献に基づく
　2) 経験的：実際の活動での観察に基づく
2) ケアの成果
　1) 外観妥当性で容認された基準（たとえば，乳児死亡率，障害の程度）
　2) 組立てられた基準（たとえば，健康状態，満足度）
　3) 内外の同業者集団により開発された基準

第9章　健康サービスの費用便益と費用効果の基本

1. 費用分析の必要性

　健康サービスに費やした費用とその成果を比較分析する方法は費用分析と総称されるが，このような分析には費用に対して何を比較するかで，費用最小化分析，費用便益分析，費用効果分析，費用効用分析などがある（「EBMがわかる疫学と臨床判断」参照）。このうち，費用便益分析と費用効果分析がよく用いられるが，それではなぜ費用便益分析や費用効果分析をするのであろうか。それにはいくつかの理由がある。
1) 資源配分に対する情報を与える。
2) むだな消費を抑制する手がかりを与える。
3) 結果が意思決定の過程に利用される。
4) 価値と倫理的配慮のバランスが意思決定に影響を与える。
5) 最終結果は算定に用いられたデータよりあまり用いられないことがあるかもしれない。しかし，同様なサービスやプログラム（治療法も含む）間の比較，機器や設備の選定材料，あるいは異なるサービスなどへの配分などの決定に用いられる。

　意思決定にあたっては，個人，雇用主，保険者，政府，社会や世間など異なった立場や見解から分析や解釈されることがあるだろう。しかし，選択肢の間を比較するのに役立つ共通の立場や見解から分析するのが妥当であり，社会的立場からの分析が最も広く用いられる。

2. 費用分析の種類

　ここでは特に，費用便益分析と費用効果分析の違いを述べる。

A. 費用便益分析 cost-benefit analysis（CBA）

費用は円（金銭）で表され，結果もまた円（金銭）で表される。そのサービスにより得られる正味の便益（利益）が最終産物である。そして，費用と便益の見積価格間の差が比較対象となり，便益／費用の比率が求められる。その比率が時にはプログラムに等級をつけるのに使われる。

B. 費用効果分析 cost-effectiveness analysis（CEA）

費用はやはり円（金銭）で表されるが，結果は死亡率や罹病率などの非金銭的単位で表される。同一の成果でのみプログラムを比較することが可能である。結果には，標準化された死亡率と罹患率を組み合わせた「質で調節した生存年 Quality-Adjusted Life Years（QALY）」を用いることもある（この場合は，費用効用分析 cost-utility analysis に分類されることが多い）。

3. 費用

A. 費用の種類

費用として算定されるものには，直接投資された費用やそのプログラムに参加したりサービスを利用したりしたために失った費用などがある。以下に費用として算定されるものを列記する。

① 機会費用 opportunity cost

資源をあるプログラムに使用した時に失われた好機を費用に換算したものである。つまり，他のプログラムなどに資源を投資することで生じる損失の対価である。

② 直接費用 direct cost

提供された医療や医療機関への移送などに直接かかった費用である。また，治療に要した時間についても，その人を診療するのに要した時間や回復に要した時間に値をつけて換算する。管理上の費用も直接費用に

含まれる。これには，サービスなどを1単位追加する際に生じる増加分の費用である，限界管理費用 marginal administrative cost がある。さらに，研究開発に要した費用も直接費用として算定される。

③ 間接費用 indirect cost

　CBA でのみ算入されるものに，その人が罹患したり診療などを受けたりしたことにより働けなかったため生じた生産性の損失 lost productivity や罹患に関連した費用を間接費用として換算する。また，その疾病などが治癒したり後遺障害などにより将来要する直接その疾患に関係しない医療費を含むこともある。

B. 費用の測定

費用がどのくらいであるか測かるにはいくつか異なった方法があるが，以下に代表的なものを述べる。

① 限界分析 marginal analysis による

　同一のサービスやプログラムなどを拡張したり縮小したりした時に生じる総費用の増減分を調べて必要とされる費用を決定する方法である。これに対して，異なったサービスやプログラム間の費用の差を調べる方法は増分分析 incremental analysis と言われる。マネージメントでの決定の立場で考えれば，総費用を知るほうが有用かもしれない。

② 数量についてのデータソースによる

　かかった費用を列挙して積算方式で合計していくミクロ費用計算研究 micro-costing studies により算出する場合である。この計算には個人への請求書や保険支払い請求を使用するとわかりやすい。欧米では包括払いによる処置コードごとの費用が用いられることもあるが，我が国では保険点数を用いると概算に便利である。

③ 価格についてのデータソースによる

　かかった費用を市場価格から算定することもできる。これにはサービスなどの料金が参照されるが，実際の費用（つまり原価）ではないので料金に対する費用の比が考慮されなければならない。米国では標準的資

源測定方法としてメディケアの DRG（Diagnosis Related Group；診断によるグループコード）ごとの平均支払額や RBRVS（Resource-Based Relative Value Scale；受診あたりの費用に関する全国的情報）より開発された報酬表が用いられることも多い。このように全国平均の費用を計算して用いるのはグロス費用計算 gross-costing，またはマクロ費用計算 macro-costing と呼ばれる。

4. 効果

A. 一般的な効果の測定

どのような効果を測定するかはプログラムなどの目的にもよるが，一般的によく用いられるのは健康状態の測定である。これには，余命の延長，罹病率の減少，障害の軽減などがある。その他の測定としては，ヘルスケア資源（サービスや医療）の利用がどれほど低下したかや，患者の生産性がどれだけ増加したかを見ることもある。注意しなくてはならないのは効果の測定には単一の評価値がないということである。したがって，測定する効果が異なれば費用に対する程度も異なることがありうる。

B. 質で調整した生存年（QALY）での効果の数値化

QALYの算定ではまず効用値を求める。効用値には健康状態や機能状態を完全な健康状態から死亡まで等級化したものを用いる場合や，その状態での生存をどう評価するかという選好 preferences を用いる場合がある。選好はプログラムやコミュニティ全体の価値観などにより影響を受ける。QALY は生存年数に効用値をかけて算出される。QALY は生命延長と QOL 改善の両者を測定するもので，QOL には生産性の損失も含まれる。

表7　数値で表したQALYの例

プログラム	財源レベル	QALYs	差分財源	差分QALYs	差分比率
A	5,000,000円	8	5,000,000円	8	6,250
A	10,000,000円	12	5,000,000円	4	12,500
B	5,000,000円	6	5,000,000円	6	8,333
B	10,000,000円	12	5,000,000円	6	8,333

(1QALYを増やすのにはプログラムBが効率的である)

C. 便益

便益とは効果を価格のように金額で示したものである。その算定方法には次のようなものがあるが，いずれも便益として扱う品目に一貫性がなければならない。

① 人的資本モデル human capital model

人を利潤を生み出す資本とみなし，その人の生産性の価値により健康の価値として評価する。

② 支払意志 willingness to pay

利用者がそのプログラムの効果を得るためにあきらめる最大限の金額を測る方法で，言い換えれば，どれだけそのプログラムに対して支払う意志があるかで価値を決定する。この方法は経済学理論によりよく基づいていると言える。しかし，その価値というのはその人の富や収入に関連して変化することに注意しなくてはならない。

5. 費用や便益をめぐる問題点

A. 割り引

今日の1円は明日の1円より価値がある。人は将来の金銭より現在の金銭に価値を見いだす傾向にある。したがって，将来の費用や便益は現在の価値に直して考える必要がある。この補正を割り引 discounting と言い，将来の金額にかける補正を割り引率と言う。多年にわたるプログラムの純現在

価値 net present value（現在の価値に修正した価値）はその費用がどの時期に費やされるか，便益がいつ得られるか，その時間的順序による。割り引率としてはよく真の利率を使うことがある。つまり，今日の1円が明日の何円に相当するかを考える。適切な率を決定するにはよく議論をしなくてはならない。

B. 不確実性

扱っている価格や数量にはばらつきの幅がある。同様にある事象が起こる確率にも幅がある。それ故に費用分析には不確実性が生じる可能性が常に存在している。このような幅による変動が結果にどのように影響するかを調べるのが感度分析 sensitivity analysis である。不確実性が存在するかぎり，費用分析を評価する際にはこの感度分析が常に行われる必要がある。この変動によるギャップを埋める基礎資料として二次的データや専門家の意見が用いられることがある。

6. 費用効果と公平性

健康サービスの費用効果と分配の公平性は相容れないものである。このために，それぞれの値を比較してどこに価値を見いだすか，どのような方針で計画するかが意志決定の場では必要となる。

何を資源としどれだけ得られるかを考えるうえで，費用効果の流れを次の項目にそって検討する。

① 入力 input
　　配分された資源，つまり全体の予算をどのようにそれぞれの集団や地域に分配するかを言う。

② 出力 output
　　提供されたサービスやプログラムの量を指す。たとえば，その集団や地域にワクチン接種をそれぞれどのくらい行うか，という問題である。

③ 成果 outcome

達成された結果のことで，たとえばサービスやプログラムをそれぞれの集団や地域に提供した結果，どれだけ死亡を回避できるか，を示す。

費用効果と公平性の関係を理解するために，次の表に示す2地域集団における具体例を仮に考えてみよう。

表8　比べる標的集団（例）

標的集団	都市部	周辺部
総人口（×1000人）	12	8
サービス1単位当たりの費用（円）	2	4
サービス／100,000円	500	250
1000人にサービスを提供して避けられうる死亡数	30	40

この表を眺めると，必要性 need は周辺部でより高いと考えられる。

費用効果は入力（費用）に対する成果（効果），つまり成果／費用として得られる。さらに費用効果は次の2つの成分に分割される。効率 efficiency（出力／入力）と影響 impact（成果／出力）である。この例では都市部における効率が周辺部における影響を上回っているので費用効果から検討すると次の表のような分配が考えられる。

表9　費用効果からの検討

	入力	出力	成果
	予算（10,000円）	サービス量（1000人当たり）	避けられた死亡数
都市部	20	10.0	300
周辺部	0	0	0
全体	20	10.0	300

指　標

	一人当たり予算（円）	給付率（％）	死亡回避率（1000人当たり）	死亡残存率（1000人当たり）	費用効果率（％）
都市部	167	83	25.0	5.0	
周辺部	0	0	0	40.0	
全体	100	50	15.0	19.0	100

今，一人当たりの予算，つまり入力が公平になるようにこれを調整すると次の表のようになる。

表10　予算の公平性からの検討

	入力	出力	成果
	予算（10,000円）	サービス量（1000人当たり）	避けられた死亡数
都市部	12	6.0	180
周辺部	8	2.0	80
全体	20	8.0	260

指　標

	一人当たり予算（円）	給付率（％）	死亡回避率（1000人当たり）	死亡残存率（1000人当たり）	費用効果率（％）
都市部	100	50	15.0	15.0	
周辺部	100	25	10.0	30.0	
全体	100	40	13.0	21.0	87

さらに，一人当たりの成果，つまり死亡回避率が等しくなるようにすればどうなるであろうか。

表11　死亡回避率の公平性からの検討

	入力	出力	成果
	予算（10,000円）	サービス量（1000人当たり）	避けられた死亡数
都市部	10	5.0	150
周辺部	10	2.5	100
全体	20	7.5	250

指　標

	一人当たり予算（円）	給付率（％）	死亡回避率（1000人当たり）	死亡残存率（1000人当たり）	費用効果率（％）
都市部	83	42	12.5	17.5	
周辺部	125	31	12.5	27.5	
全体	100	37	12.5	21.5	83

死亡率の減少，つまり1000人当たりの死亡残存率が公平となるようにすると以下のようになる。

表12 死亡残存率の公平性からの検討

	入力	出力	成果
	予算（10,000円）	サービス量（1000人当たり）	避けられた死亡数
都市部	6	3.0	90
周辺部	14	3.5	140
全体	20	6.5	230

	指 標				
	一人当たり予算（円）	給付率（％）	死亡回避率（1000人当たり）	死亡残存率（1000人当たり）	費用効果率（％）
都市部	50	25	7.5	22.5	
周辺部	175	44	17.5	22.5	
全体	100	32	11.5	22.5	77

このように，費用効果を重視すれば公平性が犠牲となり，逆に公平性を取れば費用効果が減少する。一般に費用効果は量的に測ることができるが，公平性は哲学的な要素を含んでいる。質や持続性ともなるとより哲学的な観点が入ってくる。意志決定の際にどの立場を採用するかは目的や方針，関係者の力関係，政治的配慮など他の要素を考慮していかなくてはならない。しかし，少なくとも費用分析はこれらの検討材料を与えてくれる方法となるものである。

7. 比較対照と目的

費用効果分析は，比べる2つのものの効果が同じで費用が異なっても，費用が同じで効果が異なっても，費用当たりの効果という形で表わされると同じ結果が得られる。しかし，気を付けなければならないのは，何を比

較しているのか，何を目的で比較しているのか，ということである．つまり，QALYの項で述べたように2つの異なるプログラムを比較するのか，公平性の項で述べたように同じプログラムを異なった状況で実施した場合を比較しているのか，ということである．前者の場合に，もし2つのプログラムがそれぞれ異なった地域や施設で実施されていたならば，単純にプログラム自体を比較しているとは言えない．同様に，後者の場合でも異なったプログラムが混在していたならば，単純に実施地域の差を比較していることにはならない．理想的には比較する事項以外は同一となるようにデザインを考慮する必要があり，不可能ならば均質となるように層別化などで調節しなくてはならない．また，同じプログラムを同一地域の異なる施設で実施したならば，それぞれの施設の履行能力performanceを比較していることとなり，ケアの質についての検討材料を提供するものともなるので，目的に即した比較対照を選ぶことが大切である．

第10章 健康サービス研究での情報システムと二次的データの利用

1. 二次的データとは

　二次的データとは，調査研究者が自ら収集したデータではなく，国勢調査や保健統計のように他の者や機関が集めた既存のデータのことである。国レベルの系統だった大規模なものもあれば診療録やごく限られた対象者からのものもありさまざまであるが，主につぎのような種類のデータベースが考えられる。

1) 公的な保管記録データシステムや登録システム
2) 継続中の「監視」システムや特定した反復的「実態調査」
3) 管理情報システム
4) 支払い請求書作成・医事処理システムまたはその他の限定された管理情報システム
5) 他の研究者が開発した特別な「単発」データベース

　二次的データは，1) より安価である，2) すぐに入手可能である，3) 通常は長期にわたって入手が可能で時系列分析に有用となる，4) しばしば一次的データ収集の的を絞るのに使用できる，などの利点がある。その反面，1) 入手可能なデータはまれにしか自分の研究にとって必要な要件を満たしていない，2) 信頼性や妥当性の問題が存在するかもしれない，3) プライバシーなどの守秘義務を犯す危険が存在する，という欠点がある。

2. 公的な保管記録データシステムと登録システム

　公的な保管記録は，健康に関連した事件発生や活動の公的記録の歴史的文書となることを到達目標としている。そのために，そのデータを収集す

る者の責任は通常はデータが収集されデータベースが開発されたら終了し，明確な利用までには及んでいない。そして，これらのシステムはしばしば実施や保管について法的な関与が存在するか，ある報告要件を満たすために行われることがある。また，データ収集の時期や実施者の立場が異なるなどのために，形式等で統一性について多くの問題が存在している。

公的な保管記録データシステムの例としては，出生証明や死亡診断書などの生存記録とその集計データベース，各病院における退院ファイルや個々の診療録，癌登録のような特定疾患に対する罹病報告などがある。

研究において診療録が使用されることも多いが，その理由としては，患者治療記録はヘルスケア組織では最もありふれたデータシステムであること，治療過程と患者の臨床的ならびに人口統計学的特性を最も詳細に説明していること，などがあげられる。しかし，欠点として，① 記録の質が首尾一貫しない，② しばしば判読困難である，③ 統一した形式で報告されてない情報である，④ 自動化された記録に比べて検索が困難である，ことが知られている。

3. 管理情報システム

管理情報システム（Management Information System；MIS）とは，ある組織の担当者に管理運営上の特定な職務を遂行するのに要する情報を提供するために，患者や利用者，臨床活動，財務処理についてのより抜いたデータを収集し処理し保存し検索し伝達するのに使用される系統的方法である，と定義される。

通常は特定の組織やプログラムとともに立案される。故に，健康サービス評価にとって最も利用可能なものとなる。さらに，MISのデータは常に現時点で得られたタイムリー（しばしば「リアルタイム」）なものである。しかし，機能的であるのと同じくらい非機能的なMISがあり，必ずしも自動化されていない。また，情報が一貫して使用されないかぎり，妥当性と信頼性の問題がほとんど常に存在する。このような欠点はあるが，もし評

価することが最初から目的とされるなら，理論的には健康サービス研究とMISに完全に一体化されうる。

MISの例としては，全体的な病院情報システムや病院財務報告システム，来院者（エンカウンター）報告システム，ナーシングホーム最小データセットなどのある種の診療録システム，などがある。

4. 支払い請求書作成／医事処理データシステム

診療費などの支払い請求業務に用いられるシステムの大部分は財務データに限られているおり，臨床的に意味のあるデータはほんのわずかである。また，ヘルスケア業務処理の大部分はしばしば機械読みとり形式でのみ利用可能なデータとなっており，利用しにくいものも多い。それにもかかわらず，これらのデータシステムは大規模分析に使用でき，支払い者も受け取り者とも正確なデータに興味あるためにかなり信頼できるものとなっている。それ故に診療行為の経過や流れ，病名ごとの診療内容に対する意志決定の動向など有益なデータ源となりうる。しかし，重症度などの病態や意志決定に至るメカニズムなど個々の症例についての情報に欠ける欠点もある。

この種のデータシステムの例としては，病院請求書作成システムや保険者（健康保険組合など）の医療費支払いデータシステムがある。わが国では保険診療点数請求書が利用価値のあるデータベースとなる。

5. 国民実態調査の特徴

国民の健康状態について調べる国家規模のデータシステムで，標本集団は大きなグループ（通常は全国民人口集団）の代表として抽出される。調査に当たってはすでに検証された質問が用意され，データ収集方法の信頼性も高い。いくつかはコゥホート調査であるが，しばしばパネル調査であ

る場合もある。パネル調査では，後日調査の際に欠員が生じた場合に対象者の補充が加わる点がコゥホート調査と異なる。

　これらの実態調査の例としては，国民栄養調査，医療施設調査，国民生活基礎調査などがある。

参考文献

1) Aday LA. Designing and Conducting Health Survey : A Comprehensive Guide, 2nd Ed. San Francisco : Jossey-Bass, 1996.
2) Bulmenthal D, Epstein AM. Special Series on Quality of Care. Parts 1-6. NEJM 1996, 355 : 891-894; 966-970; 1060-1063; 1146-1149; 1227-1231; 1328-1331.
3) Campbell DT, Stanley JC. Experimental and Quasi-experimental Designs for Research. Chicago : Rand-McNally, 1963.
4) Carmines E, Zeller R. Reliability and Validity Assessment. California : Sage Publications, 1979.
5) Donabedian A. The quality of care : How can it be assessed? JAMA 1988, 260 (12) : 1743-1748.
6) Fowleer FJ. Survey Research Methods. California : Sage Publications, 1988.
7) 原野悟. EBMがわかる疫学と臨床判断. 東京: 新興医学出版社, 2002.
8) Herek G. Development of a Theoretical Framework and Rationale for Your Research Proposal. In : NIMH Handbook on Developing a Successful Research Application. DHHS : National Institute of Health, 1990.
9) Institute of Medicine. Health Services Research : Opportunities for an expanding field of inquiry. Washington DC : National Academy Press, 1994.
10) Locke L, Spirduso W, Silverman SJ. The Function of the Proposal. In : Proposals That Work. California : Sage Publications, 1987.
11) Nachmias D, Nachmias C. Research Methods in the Social Sciences. New York : St. Martin's Press, 1981.
12) Russell LB, Gold MR, Siegel JE, Daniels N, Weinstein MC. The role of cost-effectiveness analysis in health and medicine. Panel on Cost-Effectiveness in Health and Medicine. JAMA 1996, 276 (14) : 1172-1177.

13) Shortell S, Richardson W. Health Program Evaluation. New York : Mosby, 1978.
14) Siegel JE, Weinstein MC, Russell LB, Gold MR. Recommendations for reporting cost-effectiveness analyses. Panel on Cost-Effectiveness in Health and Medicine. JAMA 1996, 276 (16) : 1339-1341.
15) Sudman S, Bradburn NM, Schwarz N. Asking Questions : A Practical Guide to Questionnaire Design. San Francisco; Jossey-Bass, 1983.
16) Weinstein MC, Siegel JE, Gold MR, Kamlet MS, Russell LB. Recommendations of the Panel on Cost-Effectiveness in Health and Medicine. JAMA 1996, 276 (15) : 1253-1258.

和文索引

あ

アクセス　12
Andersen のアクセス・モデル　38
医療技術評価　medical technology assessment　14
重み付け　68

か

外観妥当性　face validity　52
介在指向型研究デザイン　43
介在変数　intervening variable　35
外的妥当性　48
概念　concept　33
概念的枠組み　conceptual framework　33, 36
革新的技術　9
確率標本抽出法　64
仮説　hypothesis　33, 57
過程　process　3, 23, 80
過程測定　81
間隔尺度　interval scale　49
観察者検定　51
観察者信頼性　observer reliability　51
観察的方法　42
間接費用　indirect cost　85

管理情報システム MIS；Management Information System　94
機会費用　opportunity cost　84
基準関連妥当性　criterion validity　53
基礎的政策研究　6
偶然誤差　random error　65
グロス費用計算　86
ケアの質　QOC；Quality of Care　77, 78
原因変数　causal variable　35
計画案　proposal　55
計測法　instrumentation　47
計測法検定　52
計測法信頼性　instrument reliability　51
系統的抽出　systematic sampling　64
限界管理費用　marginal administrative cost　85
健康サービス　1
健康サービス研究　HSR；Health Services Research　1, 3
健康サービス評価　HSE；Health Services Evaluation　4
健康成果　health outcome　12
健康政策分析　Health Policy Analysis　7
健康プログラム評価　6
検査実施　testing　47
検査―処置相互作用　testing-treatment interaction　48

効果　effectiveness　3
構成概念妥当性　construct validity　53
構成要素　element　64
構造　3，**79**
効能　efficacy　3
公平性　91
効率　efficiency　3，23
国民実態調査　95

さ

識別的妥当性　discriminant validity　53
質的改善　QI；Quality Improvement　79
質問設定　72
質的保証　QA；Quality Assurance　79
質で調整した生存年　QALY　86
実験的デザイン　44
実験的方法　43
実態調査　63
支払意志　willingness to pay　87
指標　indexes　50
尺度　scales　50
出力　output　88
自由回答式　open-ended　71
修飾変数　modifying variable　35
収束の妥当性　convergent validity　53
従属変数　dependent variable　34
純現在価値　net present value　88
準実験的デザイン　45
準実験的方法　43
順序尺度　ordinal scale　49

状況的信頼性　situational reliability　51
象徴的相互作用説　69
消耗または実験中断　attrition or experimental mortality　47
人的資本モデル　human capital model　87
成果　outcome　3，80，**89**
成果測定　81
成果調査研究　outcome research　12
成果変数　outcome variable　34
成熟　maturation　47
生存年　QALY；Quality-Adjusted Life Years　84
説明責任　18
前実験的デザイン　44
全集団　universe　64
選択バイアス　selection bias　47
選択肢回答式　closed-ended　71
選択―処置相互作用　selection-treatment interaction　48
選択相互作用　selection interaction　47
専門家妥当性　expert validity　52
増分分析　incremental analysis　85
層別抽出　stratified sampling　64
測定信頼性　50
測定の妥当性　52

た

第Ⅰ種の過誤　67
第Ⅱ種の過誤　67
対象者信頼性　subject reliability　51

多段階抽出　multi-stage sampling　64
単純無作為抽出　single random sampling　64
抽出妥当性　sampling validity　52
抽出単位　sampling unit　64
抽出枠　sampling frame　64
調査母集団　survey population　64
直接費用　direct cost　84
適切さ　adequacy　23
データ処理信頼性　data processing reliability　51
統計的回帰　statistical regression　47
登録システム　93
独立変数　independent variable　35
Donabedian　3, 77

な

内的妥当性　46
内容妥当性　content validity　52
二次的データ　93
入手可能対象者抽出　available subject sampling　65
入力　input　88

は

反応的効果または状況的効果　reactive effects or situational effects　48
非確率標本抽出法　64
比尺度　ratio scale　49

費用効果分析　CEA；cost effectiveness analysis　84
費用分析　83
費用便益分析　CBA；cost-benefit analysis　84
評価者　30
標本誤差　sampling error　65
標本抽出　63
複合処置効果　multiple treatment effects　48
併存的妥当性　concurrent validity　53
便益　87
変数　variables　34
変遷　history　46
保管記録　93
ホーソン効果　Hawthorne effect　48

ま

マクロ費用計算　86
ミクロ費用計算　85
無作為化割り付け　45
名義尺度　nominal scale　49
モデル　model　38
モデル化　34

や

有意あるいは判定的選択　purposive or judgmental selection　64
予測的妥当性　predictive validity　53

ら

履行能力 performance 23
利便性 accessibility 3
理論 theory 33
労力 effort 23

わ

割り当て抽出 quota sampling 65
割り引 discounting 87

英文索引

A

accessibility 利便性 3
adequacy 適切さ 23
Andersenのアクセス・モデル 38
attrition or experimental mortality 消耗または実験中断 47
available subject sampling 入手可能対象者抽出 65

C

causal variable 原因変数 35
closed-ended 選択肢回答式 71
concept 概念 33
conceptual frame work 概念的枠組み **33**, 36
concurrent validity 併存的妥当性 53
construct validity 構成概念妥当性 53
content validity 内容妥当性 52
convergent validity 収束的妥当性 53
CBA；cost-benefit analysis 費用便益分析 84
CEA；cost effectiveness analysis 費用効果分析 84
criterion validity 基準関連妥当性 53

D

data processing reliability データ処理信頼性 51
dependent variable 従属変数 34
Donabedian 3, **77**
direct cost 直接費用 84
discounting 割り引 87
discriminant validity 識別的妥当性 53

E

effectiveness 効果 3
efficacy 効能 3
efficiency 効率 **3**, 23
effort 労力 23
element 構成要素 64
expert validity 専門家妥当性 52

F

face validity 外観妥当性 52

H

Hawthorne effect ホーソン効果 48
health outcome 健康成果 12

Health Policy Analysis　健康政策分析　7
HSE；Health Services Evaluation
　健康サービス評価　4
HSR；Health Services Research
　健康サービス研究　1, 3
history　変遷　46
human capital model　人的資本モデル　87
hypothesis　仮説　33, 57

I

incremental analysis　増分分析　85
independent variable　独立変数　35
indexes　指標　50
indirect cost　間接費用　85
input　入力　88
instrumentation　計測法　47
instrument reliability　計測法信頼性　51
interval scale　間隔尺度　49
intervening variable　介在変数　35

M

MIS；Management Information
　System　管理情報システム　94
marginal administrative cost　限界
　管理費用　85
maturation　成熟　47
medical technology assessment
　医療技術評価　14
model　モデル　34

modifying variable　修飾変数　35
multiple treatment effects　複合処
　置効果　48
multi-stage sampling　多段階抽出　64

N

net present value　純現在価値　88
nominal scale　名義尺度　49

O

observer reliability　観察者信頼性　51
open-ended　自由回答式　71
opportunity cost　機会費用　84
ordinal scale　順序尺度　49
outcome　成果　3, 80, **89**
outcome research　成果調査研究　12
outcome variable　成果変数　34
output　出力　88

P

performance　履行能力　23
predictive validity　予測的妥当性　53
process　過程　3, **23**, 80
proposal　計画案　55
purposive or judgmental selection
　有意あるいは判定的選択　64

Q

QALY　質で調整した生存年　86
QALY；Quality-Adjusted Life Years　生存年　84
QA；Quality Assurance　質的保証　79
QI；Quality Improvement　質的改善　79
QOC；Quality of Care　ケアの質　**77**, 78
quota sampling　割り当て抽出　65

R

random error　偶然誤差　65
ratio scale　比尺度　49
reactive effects or situational effects　反応的効果または状況的効果　48

S

sampling error　標本誤差　65
sampling frame　抽出枠　64
sampling unit　抽出単位　64
sampling validity　抽出妥当性　52
scales　尺度　50
selection bias　選択バイアス　47
selection interaction　選択相互作用　47
selection-treatment interaction　選択―処置相互作用　48

single random sampling　単純無作為抽出　64
situational reliability　状況的信頼性　51
statistical regression　統計的回帰　47
stratified sampling　層別抽出　64
subject reliability　対象者信頼性　51
survey population　調査母集団　64
systematic sampling　系統的抽出　64

T

testing　検査実施　47
testing-treatment interaction　検査―処置相互作用　48
theory　理論　33

U

universe　全集団　64

V

variables　変数　34

W

willingness to pay　支払意志　87

原野　悟（はらの　さとる）

日本大学医学部公衆衛生学講師

＜略歴＞
1983年　日本大学医学部卒業
1987年　日本大学大学院医学研究科修了、医学博士
2001年　米国ジョンズ・ホプキンス大学公衆衛生大学院修了、MPH（公衆衛生学修士）
日本大学医学部脳神経外科助手、中駿赤十字病院脳神経外科部長、
日本大学医学部公衆衛生学助手を至て平成11年より現職。
厚生省「健康づくりのための休養指針」策定作業部会委員、
厚生省「健康日本21」休養・こころの健康づくり分科会委員などを歴任。

＜主な著書＞
「新衛生・公衆衛生学」（共著、日本醫事新報社）
「EBMワークブック」（共訳、医歯薬出版）
「これからの健康づくり」（分担、東京都健康づくり推進センター）
「医療の基本ABC」（分担、日本医師会）
「水泳プール管理マニュアル」（分担、日本プール施設アメニティ協会）
「EBMがわかる疫学と臨床判断」（新興医学出版社）

ⓒ2002　　　　　　　　　　　　　　　第1版発行　2002年7月20日

健康サービス研究入門
保健・医療の調査と評価

定価（本体1,800円+税）

検印省略

著　者　　　　原　野　　悟
発行者　　　　服　部　秀　夫
発行所　　株式会社　新興医学出版社
〒113-0033　東京都文京区本郷6丁目26番8号
電話　03（3816）2853　　FAX　03（3816）2895

印刷　株式会社　藤美社　　　ISBN4-88002-452-X　　　郵便振替　00120-8-191625

・本書の複製権・翻訳権・譲渡権・公衆送信権（送信可能化権を含む）は株式会社新興医学出版社が所有します。
・**JCLS**〈(株)日本著作出版権管理システム委託出版物〉
本書の無断複写は著作権法上での例外を除き禁じられています。複写される場合は，その都度事前に(株)日本著作出版権管理システム（電話03-3817-5670，FAX 03-3815-8199）の許諾を得てください。

好評シリーズ

EBMがわかる 疫学と臨床判断

日本大学医学部公衆衛生学教室講師　原野　悟／著

- A5判
- 図21
- 定価(本体 1,200円)＋税
- 82頁
- 表18
- ISBN4—88002—446—5

　疫学が診療の成果の蓄積や実際の臨床の場での応用により、ますます注目を浴びている。きたるべき医療改革における効率と質の改善のためにEBMと疫学をわかりやすく解説。
　平成12年の医師国家試験ガイドライン改定では疫学、特に臨床疫学の内容が大幅に増えた。今後ますます増える可能性もある。
　そこで、本書はこの新しいガイドラインに沿いつつ、医師ならびに医学生が容易にEBMや臨床判断に必要な最低限の疫学知識が得られるように企画された。

■ 主要目次■
　疫学編‥‥‥‥‥疫学の概念／疫学指標／疫学研究・調査デザイン
　臨床判断学編‥‥根拠に基づいた医療／臨床疫学的指標／基準値／有効性と効率性／臨床試験と倫理性

新興医学出版社　〒113-0033
　　　　　　　　　東京都文京区本郷6－26－8
　　　TEL 03-5412-2853　　FAX 03-5412-2895
http://www3.vc-net.ne.jp/~shinkoh　E-mail： shinkoh@vc-net.ne.jp

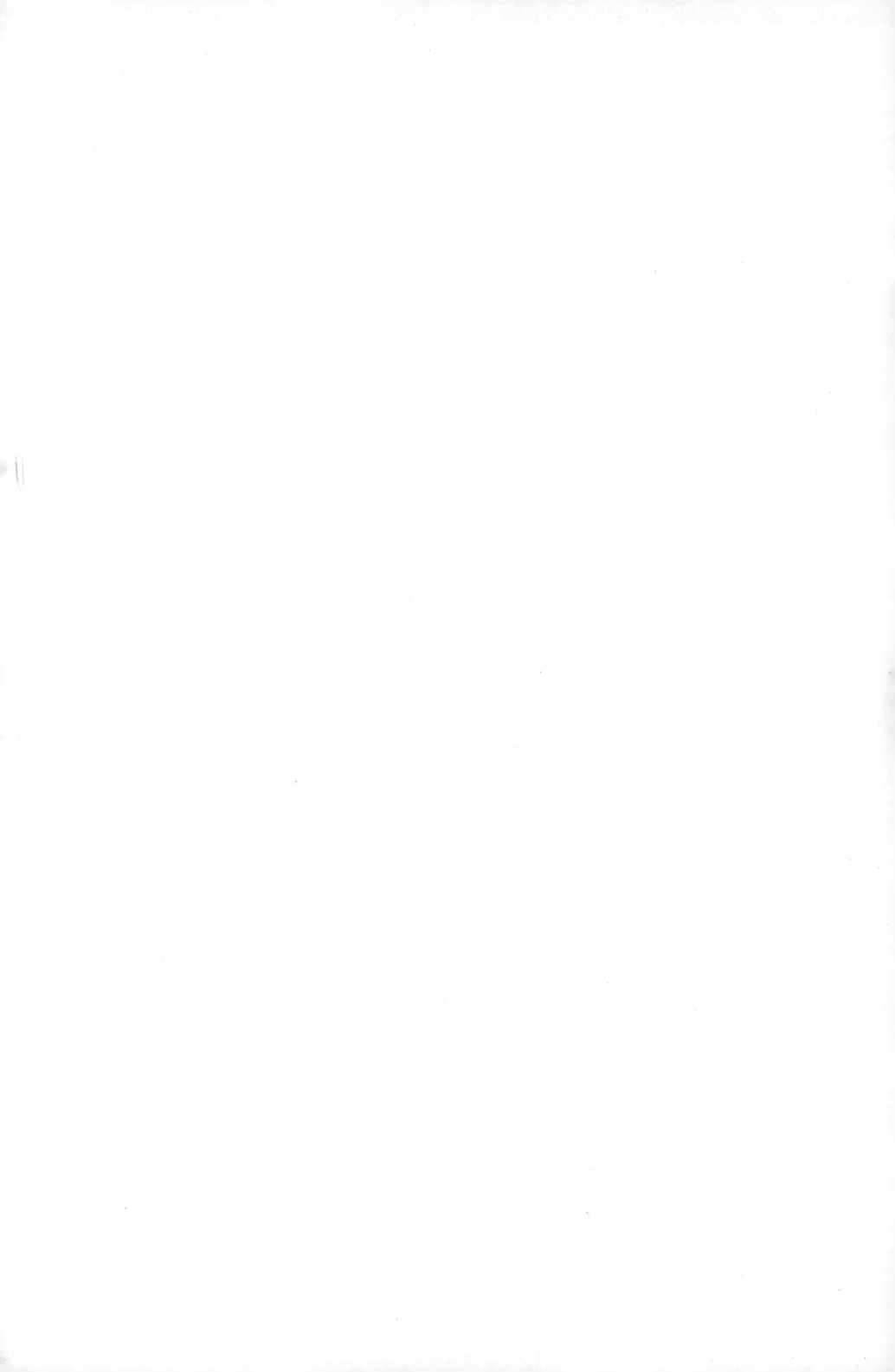